AF826320

Heft 14 Sinnesorgane 1

1	Schwingung, Wellen, Akustik	Physik, Physiologie
2	Hör- und Gleichgewichtsorgan	Anatomie, Histologie
3	Hörvorgang und Gleichgewichtssinn	Physiologie
4	Haut und Hautanhangsgebilde	Histologie
5	Somatoviszerale Sensorik	Physiologie

Heft 15 Sinnesorgane 2

1	Optik	Physik
2	Sehorgan	Anatomie, Histologie
3	Sehen	Physiologie
4	Chemische Sinne	Anatomie, Histologie, Physiologie

Heft 16 Lunge und Atmung

1	Entwicklung von Pleuraperikardhöhle, Herz und Schlundbogenarterien	Anatomie, Histologie
2	Anatomie der Atmungsorgane	Anatomie, Histologie
3	Mechanik des Kreislaufsystems	Physik
4	Atemung	Physiologie
5	Gasaustausch	Physiologie

Heft 17 Herz-Kreislauf-System

1	Aufbau des Herzens	Anatomie, Histologie
2	Nerven und Gefäße der Brusteingeweide	Anatomie
3	Physiologie des Herzens	Physiologie
4	Anatomie und Physiologie des Kreislaufsystems	Anatomie, Histologie, Physiologie

Heft 18 Blut und Immunsystem

1	Blut und Blutplasma	Histologie, Physiologie
2	Erythrozyten, Hämoglobin & Sauerstofftransport	Biochemie, Physiologie
3	Thrombozyten, Hämostase und Fibrinolyse	Histologie, Physiologie
4	Leukozyten und Immunsystem	Anatomie, Biochemie, Histologie, Physiologie

Heft 19 Gastrointestinaltrakt

1	Mundhöhle, Rachen, Speiseröhre	Anatomie, Histologie, Physiologie
2	Magen-Darm-Trakt	Anatomie, Physiologie
3	Organe des Magen-Darm-Kanals	Anatomie, Histologie, Physiologie
4	Leber, Gallenblase und Pankreas	Anatomie, Histologie, Physiologie
5	Blutgefäße, Lymphgefäße, vegetative Innervation	Anatomie

Heft 20 Verdauung & Abbau von Nährstoffen

1	Ökologie, Energie- und Wärmehaushalt	Biochemie, Biologie, Physiologie
2	Nahrungsaufnahme	Biochemie, Physiologie
3	Abbau der Kohlenhydrate	Biochemie
4	Fettsäureabbau und Ketonkörperstoffwechsel	Biochemie
5	Aminosäurestoffwechsel und Harnstoffzyklus	Biochemie

Heft 21 Energiestoffwechsel & Anabole Stoffwechselwege

1	Citratzyklus und Atmungskette	Biochemie
2	Gluconeogenese und Glykogenstoffwechsel	Biochemie
3	Lipidsynthese	Biochemie
4	Nukleotidstoffwechsel	Biochemie
5	Stoffwechsel der Leber	Biochemie
6	Fettgewebe	Biochemie

Heft 22 Harnorgane und Elektrolythaushalt

1	Harnorgane	Anatomie, Histologie
2	Nierenfunktion	Physiologie, Biochemie
3	Säure-Basen-Reaktionen	Chemie
4	Säure-Basen-Haushalt	Physiologie, Biochemie
5	Wasser- und Elektrolythaushalt	Physiologie, Biochemie

Heft 23 Endokrines System

1	Endokrines System	Biochemie, Histologie, Physiologie
2	Epiphyse	Histologie
3	Hypothalmus-Hypophysen-System	Biochemie, Histologie, Physiologie
4	Endokrines Pankreas	Biochemie, Histologie
5	Schilddrüse	Anatomie, Biochemie, Histologie, Physiologie
6	Nebenschilddrüsen	Anatomie, Biochemie, Histologie, Physiologie
7	Endokrine Funktionen der Niere	Physiologie, Biochemie
8	Nebenniere	Anatomie, Biochemie, Histologie, Physiologie
9	Diffuses neuroendokrines System (DNES)	Anatomie, Histologie
10	Gewebshormone	Biochemie, Physiologie

Heft 24 Geschlechtsorgane und Reproduktion

1	Entwicklung der Geschlechtsorgane	Anatomie
2	Weibliche Geschlechtsorgane	Anatomie, Histologie, Physiologie
3	Männliche Geschlechtsorgane	Anatomie, Histologie, Physiologie
4	Angewandte und topografische Anatomie	Anatomie
5	Blutgefäße, Lymphgefäße, vegetative Innervation	Anatomie
6	Sexualhormone	Biochemie, Physiologie
7	Sexualität und Reproduktion	Physiologie, Psych-Soz
8	Schwangerschaft und Geburt	Anatomie, Histologie, Physiologie

Heft 25 Medizinstudium: Lernen, Organisation, Physikum

1 How To … Vorklinik
2 How To … Physikum
3 Lernpläne
4 Kreuzen

Die Bände der Reihe „Vorklinik Finale“

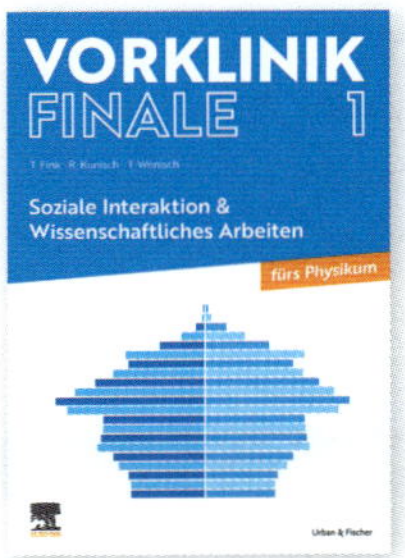

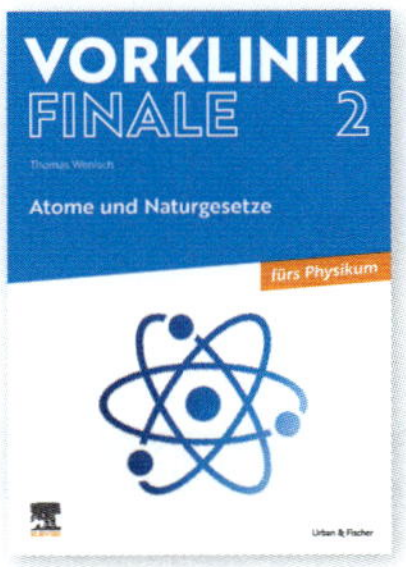

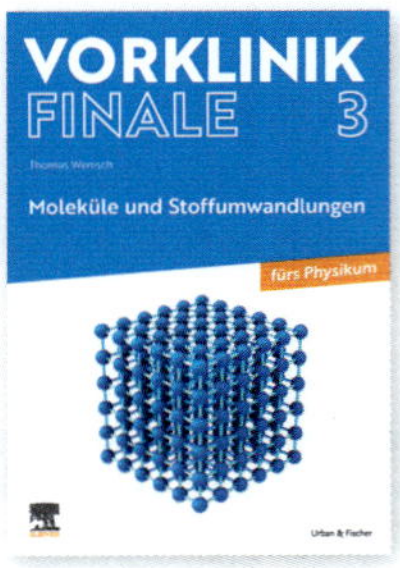

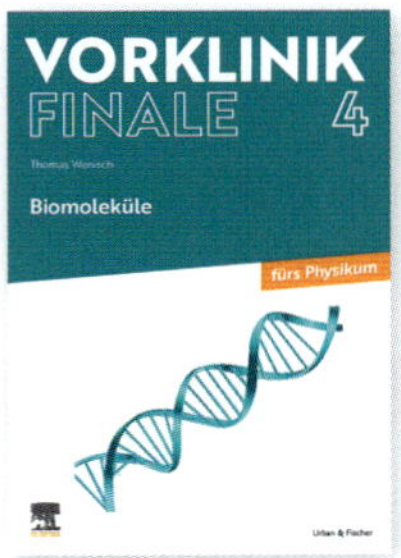

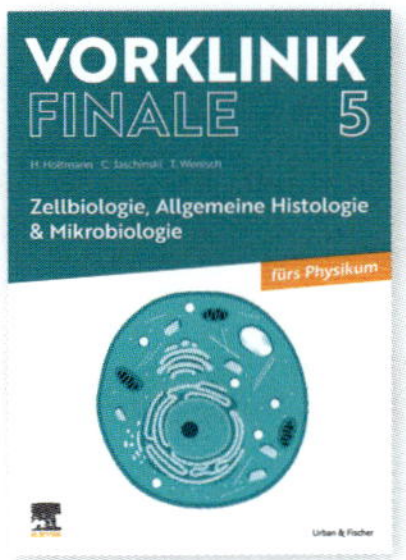

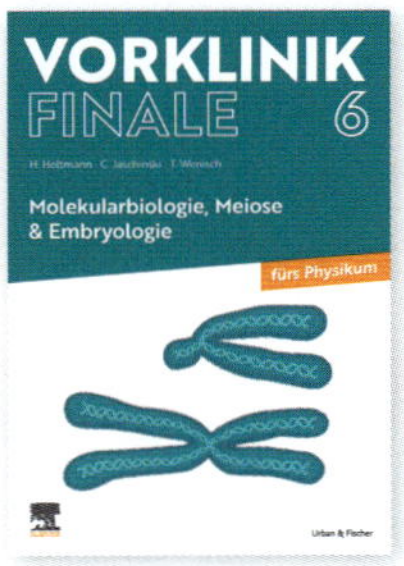

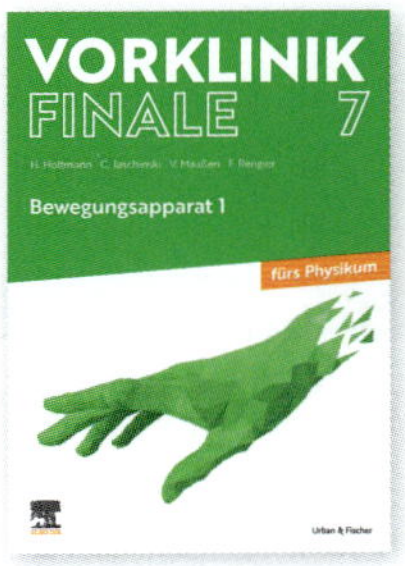

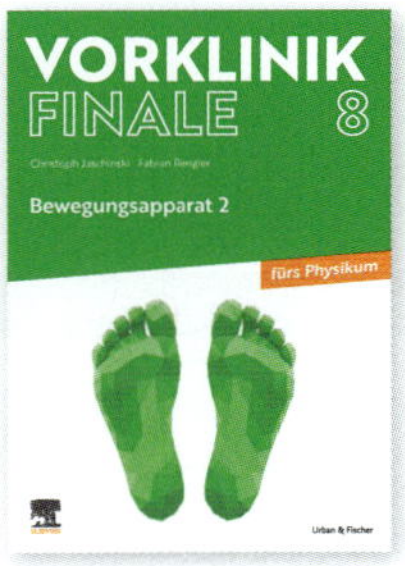

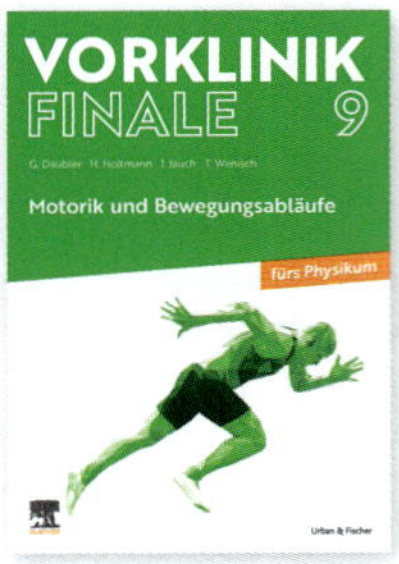

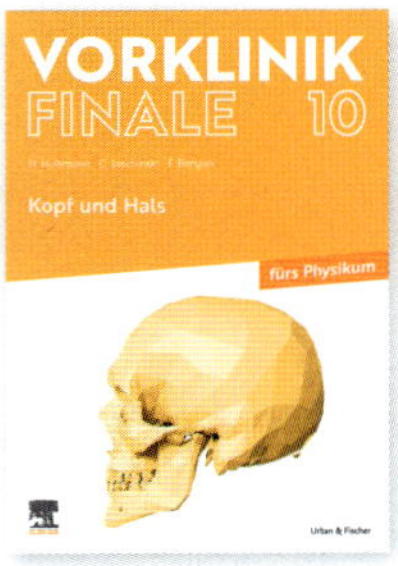

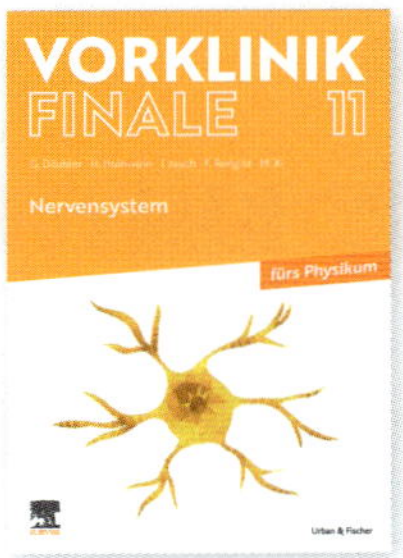

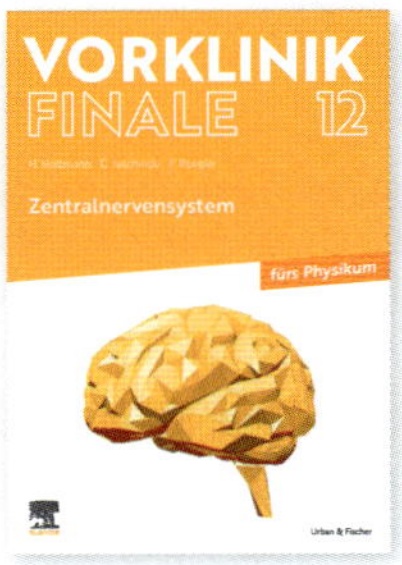

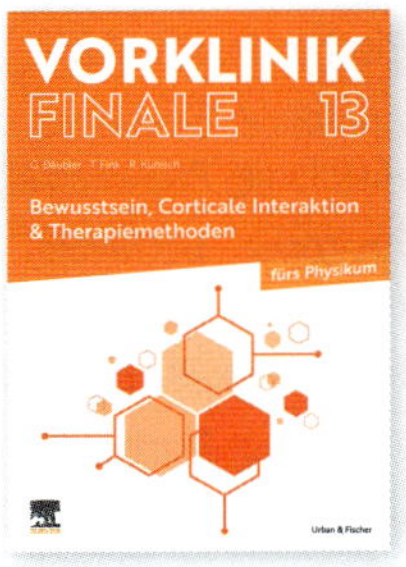

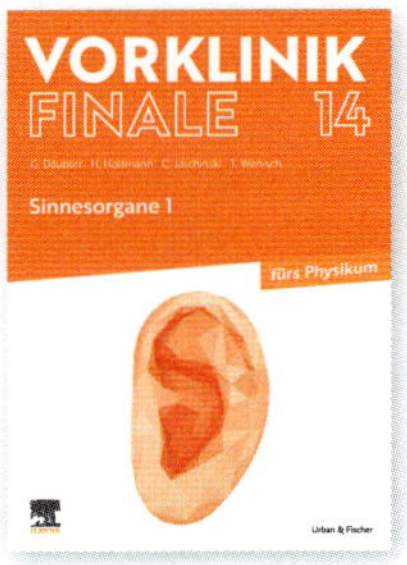

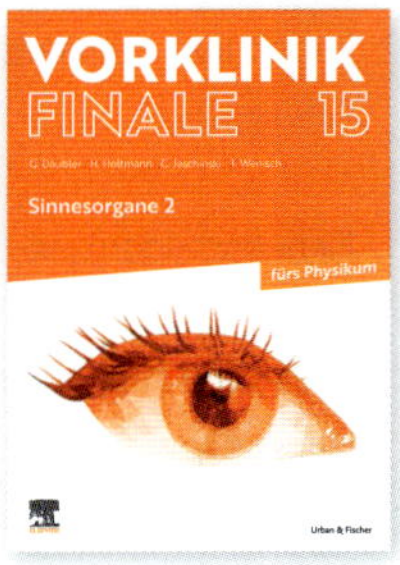

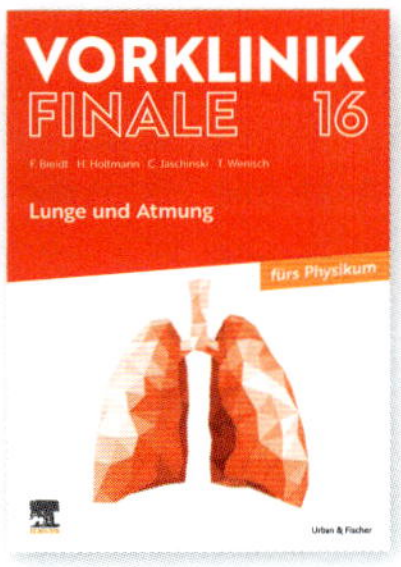

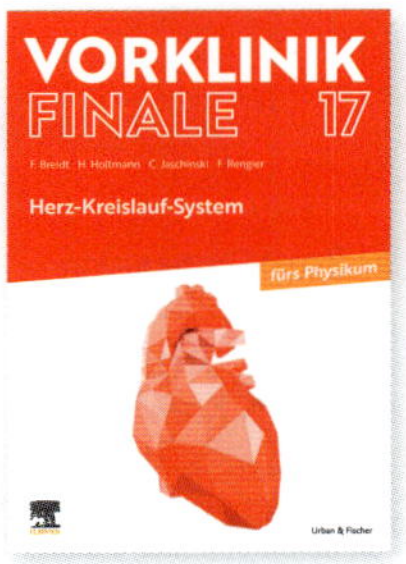

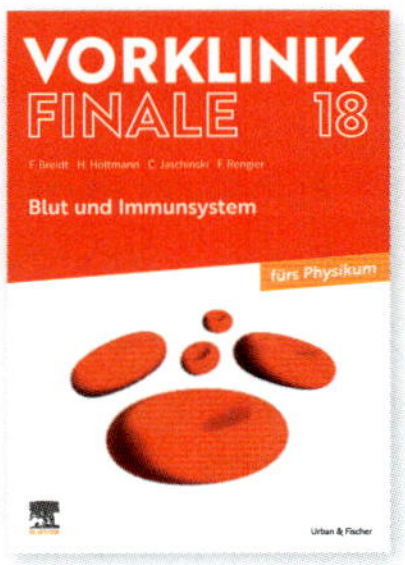

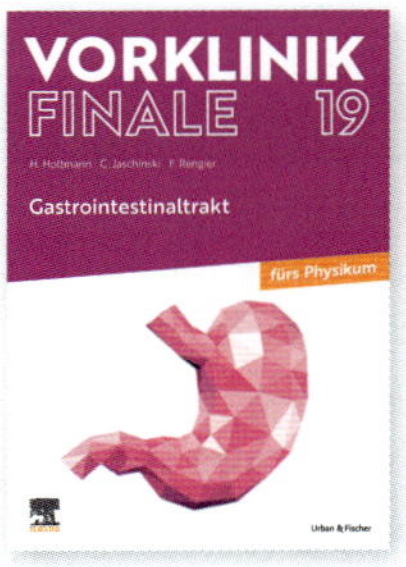

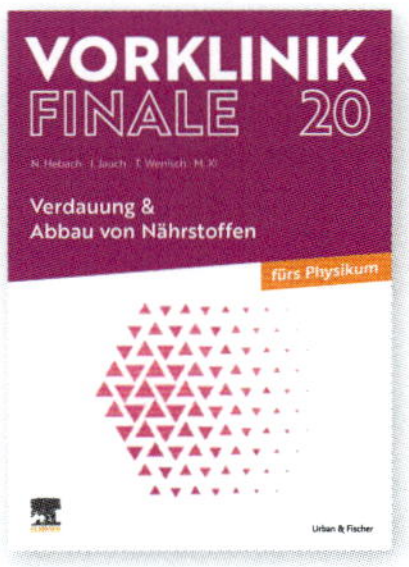

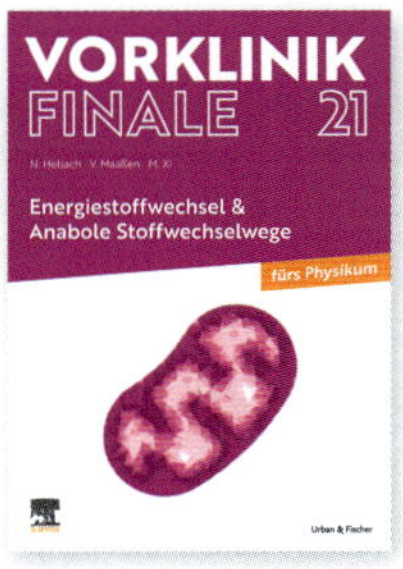

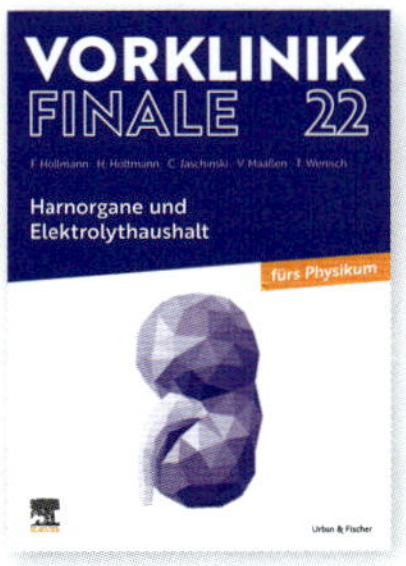

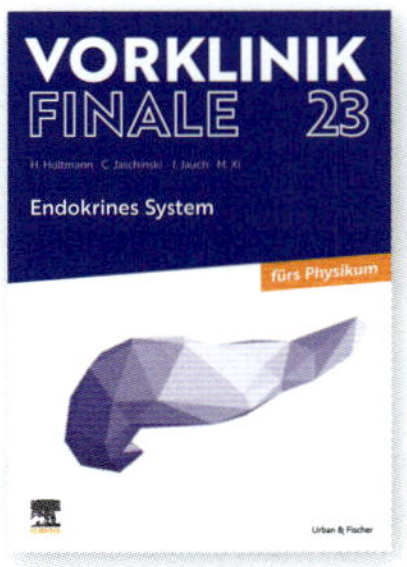

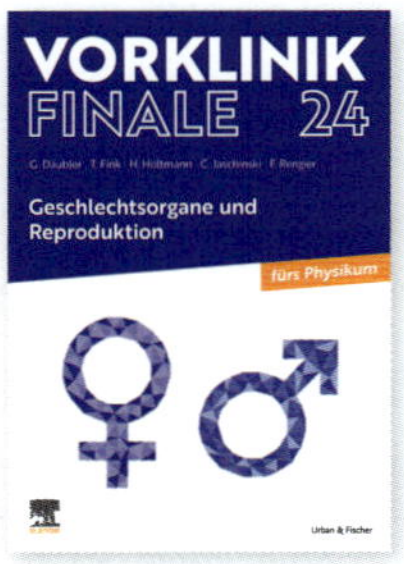

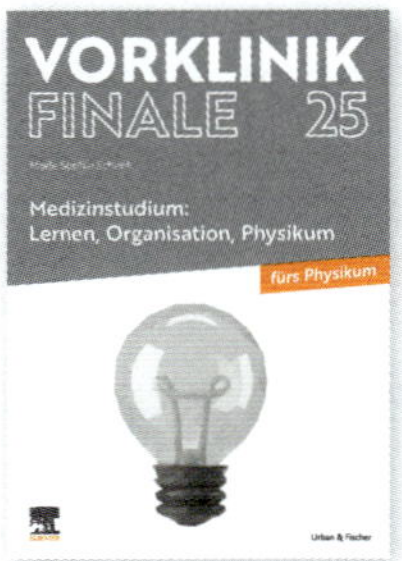

20230201d
Irrtümer vorbehalten. Stand 02/2023

Merle Sophie Schenk

Vorklinik Finale 25

Medizinstudium: Lernen, Organisation, Physikum

1. Auflage

ELSEVIER

Elsevier GmbH, Bernhard-Wicki-Str. 5, 80636 München, Deutschland
Wir freuen uns über Ihr Feedback und Ihre Anregungen an kundendienst@elsevier.com

ISBN 978-3-437-44275-9
eISBN 978-3-437-06333-6

Wichtiger Hinweis
Die medizinischen Wissenschaften unterliegen einem sehr schnellen Wissenszuwachs. Der stetige Wandel von Methoden, Wirkstoffen und Erkenntnissen ist allen an diesem Werk Beteiligten bewusst. Sowohl der Verlag als auch die Autorinnen und Autoren und alle, die an der Entstehung dieses Werkes beteiligt waren, haben große Sorgfalt darauf verwandt, dass die Angaben zu Methoden, Anweisungen, Produkten, Anwendungen oder Konzepten dem aktuellen Wissensstand zum Zeitpunkt der Fertigstellung des Werkes entsprechen.
Der Verlag kann jedoch keine Gewähr für Angaben zu Dosierung und Applikationsformen übernehmen. Es sollte stets eine unabhängige und sorgfältige Überprüfung von Diagnosen und Arzneimitteldosierungen sowie möglicher Kontraindikationen erfolgen. Jede Dosierung oder Applikation liegt in der Verantwortung der Anwenderin oder des Anwenders. Die Elsevier GmbH, die Autorinnen und Autoren und alle, die an der Entstehung des Werkes mitgewirkt haben, können keinerlei Haftung in Bezug auf jegliche Verletzung und/oder Schäden an Personen oder Eigentum, im Rahmen von Produkthaftung, Fahrlässigkeit oder anderweitig übernehmen.

Für die Vollständigkeit und Auswahl der aufgeführten Medikamente übernimmt der Verlag keine Gewähr.
Geschützte Warennamen (Warenzeichen) werden in der Regel besonders kenntlich gemacht (®). Aus dem Fehlen eines solchen Hinweises kann jedoch nicht automatisch geschlossen werden, dass es sich um einen freien Warennamen handelt.

Bibliografische Information der Deutschen Nationalbibliothek
Die Deutsche Nationalbibliothek verzeichnet diese Publikation in der Deutschen Nationalbibliografie; detaillierte bibliografische Daten sind im Internet über https://www.dnb.de abrufbar.

23 24 25 26 27 5 4 3 2 1

In ihren Veröffentlichungen verfolgt die Elsevier GmbH das Ziel, genderneutrale Formulierungen für Personengruppen zu verwenden. Um jedoch den Textfluss nicht zu stören sowie die gestalterische Freiheit nicht einzuschränken, wurden bisweilen Kompromisse eingegangen. Selbstverständlich sind **immer alle Geschlechter** gemeint.

Planung: Susanne Szczepanek
Projektmanagement: Elisabeth Märtz
Redaktion, Abbildungsmanagement: Heike Siebert/Michael Kraft, mimo-booxx|textwerk. – Büro für Verlagsdienstleistungen, Augsburg
„Jetzt bist du dran!"-Seiten: Sabrina Burdorf, Miriam Kirschhock, Merle Sophie Schenk
Rechteklärung: Ramona Mühlbauer, Lisa Neulinger
Herstellung: Hildegard Graf, Germering
Satz: abavo GmbH, Buchloe
Druck und Bindung: Drukarnia Dimograf Sp. z o. o., Bielsko-Biała/Polen
Umschlaggestaltung: SpieszDesign, Neu-Ulm
Titelfotografie: © Nitinan – stock.adobe.com

Aktuelle Informationen finden Sie im Internet unter **www.elsevier.de**

Herzlich willkommen bei Vorklinik Finale!

Hier findest du alle Inhalte, die du für das Physikum brauchst!

Egal ob du am Beginn des Medizinstudiums stehst oder schon kurz vor dem Physikum, ob du in einem Regel- oder Reformstudiengang studierst – Vorklinik Finale unterstützt dich beim effizienten Lernen und Überblick gewinnen!

Gliederung nach Organen:

Durch die Gliederung nach Organen bzw. Organsystemen stehen hier die Inhalte zusammen, die zusammengehören: Die Biochemie, Physiologie und Histologie der Muskeltypen – alles in einem Kapitel. Physik/Optik, Anatomie der Augen und Physiologie des Sehens – direkt aufeinander folgend. Das hat mehrere **Vorteile:**

- Zum einen wird viel deutlicher, warum du naturwissenschaftliche Grundlagen lernst.
- Zum anderen bereitet dich diese Darstellung optimal auf den klinischen Abschnitt und die ärztliche Tätigkeit vor.
- Und außerdem: Bei der Darstellung nach Fächern werden viele Inhalte doppelt dargestellt, damit die Inhalte einem logischen Aufbau folgen. Im Vorklinik Finale sind diese Inhalte bereits zusammengefasst, das erleichtert dir das Lernen! Selbstverständlich sind **alle** relevanten Inhalte der Fächer enthalten.

Das steckt drin:

Vorklinik Finale erläutert dir von Heft 1 bis Heft 6 wichtige Grundlagen – diese lassen sich keinem Organsystem zuordnen, da musst du leider durch! – und führt dich von Heft 7 bis Heft 24 einmal durch alle Organsysteme. **Heft 25 gibt dir wertvolle Tipps zum Lernen im vorklinischen Abschnitt und zur Vorbereitung auf das Physikum.** Schau doch mal rein!

Du kannst die Hefte auf unterschiedliche Art nutzen:

- Während des vorklinischen Abschnitts, um dir einen Überblick über den gesamten Lernstoff zu verschaffen und Inhalte einzuordnen.
- Während des vorklinischen Abschnitts, um schnell zu sehen, wie Inhalte aus den einzelnen Fächern bei einem bestimmten Organsystem zusammenkommen.
- Und natürlich zur Vorbereitung auf das Physikum.

Alles drin und Überblick garantiert!

Ganz vorne und ganz hinten im Heft findest du jeweils eine Gesamtübersicht, einmal nach Organen und einmal nach Fächern.

Wir wünschen dir viel Freude und Erfolg im Medizinstudium!

So nutzt du die Vorklinik-Finale-Hefte

Navigation

Du siehst am Anfang jedes Kapitels und Teilkapitels, welche Fächer enthalten sind:

Physik, Physiologie

Wie bereits erwähnt, gibt es ganz vorne und ganz hinten im Heft jeweils eine **Gesamtübersicht,** einmal nach Organen und einmal nach Fächern.

Diese Markierungen weisen auf wichtige Inhalte hin

MERKE
Hier erhältst du wichtige Tipps und Hinweise.

KLINIK
Hier findest du relevante klinische Inhalte.

FOKUS
Hier stehen klinische Inhalte aus dem Fokuserkrankungs-Netzwerk gemäß Entwurf des neuen NKLM. Sie wurden damit als besonders wichtig für den vorklinischen Abschnitt definiert, und wir empfehlen, sie besonders aufmerksam anzusehen!

Besonders prüfungsrelevante Inhalte sind gelb hinterlegt.

Aktives Lernen und Überblick behalten

CHECK-UP
Am Ende jedes Teilkapitels stehen einige Verständnisfragen zum Selbstcheck. Das vermeidet ein „Gelesen, aber nicht gelernt".

Jetzt bist du dran!

Überblick gewinnen

Diese Kästen findest du am Ende jedes Teilkapitels. Sie erinnern dich daran, dass du dir die Inhalte kurz zusammenfasst, so dass du dir Schritt für Schritt Überblick verschaffst. Die Stichwörter werden am Ende des Kapitels weiterverwendet (siehe unten).

Jetzt bist du dran!

Am Ende jedes Kapitels haben wir dir diese Seite zur Bearbeitung vorbereitet. Sie schlägt dir verschiedene Aufgaben vor, wie du den Inhalt noch einmal aktiv wiederholen kannst.

Zeichenaufgabe / Anregungen zur weiteren Wiederholung

Studierende höherer Semester geben euch Tipps, wie ihr wichtige Inhalte aktiv zu Papier bringt. Ideal zum Wiederholen, allein und in Lerngruppen, auch zur mündlichen Vorbereitung.

Überblick gewinnen

Du hast ja bereits am Ende jedes Unterkapitels einige Stichwörter notiert. Hier kannst du daraus eine Mindmap oder Liste erstellen und damit aktiv Überblick gewinnen.

Abbildungsnachweis

Der Verweis auf die jeweilige Abbildungsquelle befindet sich bei allen Abbildungen im Werk am Ende des Legendentextes in eckigen Klammern.

L307 Charlotte Spitz, München

Fehler gefunden?

An unsere Inhalte haben wir sehr hohe Ansprüche. Trotz aller Sorgfalt kann es jedoch passieren, dass sich ein Fehler einschleicht oder fachlich-inhaltliche Aktualisierungen notwendig geworden sind. Sobald ein relevanter Fehler entdeckt wird, stellen wir eine Korrektur zur Verfügung. Mit diesem QR-Code gelingt der schnelle Zugriff.

https://else4.de/978-3-437-44275-9

Wir sind dankbar für jeden Hinweis, der uns hilft, dieses Werk zu verbessern. Bitte richten Sie Ihre Anregungen, Lob und Kritik an folgende E-Mail-Adresse: kundendienst@elsevier.com

Inhaltsverzeichnis

KAPITEL

1

Merle Sophie Schenk

How to ... Vorklinik

Wenn du dieses Heft aufschlägst, dann hast du vermutlich eine Zulassung zum Medizinstudium ergattert, also zunächst einmal: **Herzlichen Glückwunsch!** Das erfordert zumeist sehr viel Fleiß und Ehrgeiz, somit bringst du schon viele wichtige Voraussetzungen mit, um dieses Studium mit Bravour zu meistern!

Dennoch kann man zu Beginn des Studiums recht verunsichert sein. Für die meisten von euch beginnt außerdem ein ganz neuer Lebensabschnitt, welcher viel Selbstständigkeit, besonders im Rahmen des Studiums, erfordert. Darüber hinaus liegen sechs lange und durchaus intensive Jahre vor einem, an deren Ende man hoffentlich seine Approbation erhält.

Hier erstmal ein paar ermutigende Fakten: Die Abbrecherquote im Studiengang Humanmedizin ist gering – gerade einmal 5–10 % der Studierenden brechen das Studium vorzeitig ab (ganz so schlimm scheint es also nicht zu sein). Auch wenn das Physikum die größte Hürde im Studium ist, so bestehen dennoch rund 90 % der Antretenden die erste ärztliche Prüfung pro Durchgang. Die zweite ärztliche Prüfung hat sogar mit Bestehensquoten von rund 97 % eine noch höhere Erfolgsrate.

Wir haben in diesem Heft für dich einige Tipps und Tricks zum Thema Lernstrategien gesammelt, die dir hoffentlich helfen, gut durch die Vorklinik und das Physikum zu kommen. Viel Spaß damit und vor allem viel Erfolg und Freude bei deinem Studium!

1.1 Die Vorbereitung

Wie sagt man so schön? Eine gute Vorbereitung ist die halbe Miete. Sehr wahre Worte, insbesondere im Medizinstudium. Was kannst du tun, wenn du dich schon auf deinen Studienstart einstimmen möchtest? Vorab alle Lehrbücher zu kaufen können wir nicht unbedingt empfehlen. Warte hierfür lieber auf die ersten Vorlesungen und die Empfehlungen des Lehrstuhls bzw. deiner Kommiliton*innen. Hierzu findest du auch noch mehr Hinweise in ➤ Kap. 1.2.

Stattdessen sieh dir lieber an, welche Rahmenwerke das Medizinstudium definieren und welche Inhalte dich erwarten. ➤ Abb. 1.1 zeigt dir eine Übersicht über die Fächer und Strukturierung der Vorklinik.

Es ist auf der anderen Seite absolut sinnvoll, vor dem ersten Tag einen Blick in die zur Verfügung gestellten Lehrmaterialien und den Stundenplan bzw. das **Curriculum** zu werfen. Besonders vor den Praktikumstagen und Seminaren wird eine gewisse Vorbereitung von den Studierenden erwartet. Eine gute Vorbereitung ermöglicht es dir wiederum, mehr aus den Veranstaltungen mitzunehmen.

Wenn du vorab schon etwas zu einem Thema gelesen hast, gibt es dir die Gelegenheit, offene Fragen direkt beim Dozierenden anzusprechen. Außerdem musst du für Praktikumstage häufig Materialien mitbringen und ein Blick ins Skript verhindert, dass du der/die Einzige ohne Laborkittel im Chemiepraktikum bist.

Veranstaltungen bzw. Rahmenwerk	Kommentar
Physikum (IMPP)	Verpflichtend (Ausnahme: Modellstudiengänge). Schriftliche Prüfung bundesweit einheitlich, mündliche Prüfung durch Prüfer deiner Fakultät
Vorlesungen · Seminare · Praktische Kurse · Prüfungen der Institute: schriftlich und mündlich	Lehr- und Prüfungsveranstaltungen
Anatomie · Biochemie · Physiologie · Biologie · Chemie · Physik · Med. Psychologie, Med. Soziologie	Vorklinische Fächer
Lernzielkataloge der Institute	Unbedingt ansehen! Gibt auch Hinweise für Prüfungen
Studien- und Prüfungsordnung der Fakultät	Sollte man mal gesehen haben: z. B. benötigte Nachweise, Fristen etc.
Gegenstandskatalog (IMPP) · NKLM (Medizinischer Fakultätentag)	Bei Interesse; v. a. für die Fakultäten wichtig zur Gestaltung der Lehre
Approbationsordnung für Ärzte	Die gesetzliche Grundlage, definiert u. a. die Staatsexamensprüfungen, Zulassungsverfahren etc.; Querlesen empfohlen

Abb. 1.1 Übersicht Vorklinik [L307]

Ein genereller Punkt, der für das gesamte Medizinstudium gilt: Wenn es dir hilft, kannst du dir natürlich gerne in den Vorlesungen oder zu Hause zum Wiederholen **Notizen** machen. Jedoch ist der Lernstoff des Medizinstudiums dermaßen umfangreich, dass insgesamt nicht empfohlen werden kann, alles mitzuschreiben, wie das in der Schule meist noch möglich war. Wenn du dennoch etwas handschriftlich mitschreiben möchtest, empfehlen wir dir, dich auf Stichwörter und/oder auf Lerninhalte zu beschränken, die du nicht verstanden hast und auf diese Weise wiederholen möchtest.

Wie du dir außerdem die Lerninhalte am besten näherbringst, zeigen wir in den folgenden Kapiteln.

1.2 Die richtigen Materialien

Du sparst dir enorm viel Zeit und Energie, wenn du gleich zu Beginn die richtigen Lernformate aussuchst. Niemand erwartet von dir, dass du eigenständig das gesamte Curriculum lernst. Für das Medizinstudium gilt wahrhaft: **Teamwork makes the dream work!** Von der klassischen Lehre über die weitergegebenen Weisheiten der höheren Semester, Lerngruppen, Skripte, Anatomielernkarten und noch vieles mehr: Du hast viele kleine Helferlein und ein ganzes Semester voller Leidensgenossen, mit denen du durchs Studium kommst.

1.2.1 Die Universität: Vorlesungen, Vorlesungsfolien und -aufzeichnungen

Die Anfänge eines formal gegliederten Studiengangs Medizin an einer Universität gehen auf das 13. Jahrhundert zurück. Aber keine Sorge, seitdem hat sich das Medizinstudium sowohl inhaltlich als auch didaktisch um einiges weiterentwickelt, und in der Regel ist das medizinische Dekanat sehr bemüht, eine gut konzipierte Lehre anzubieten. Dadurch, dass die Vorklinik jedoch von vielen verschiedenen Instituten koordiniert wird, welche bis auf die vorklinische medizinische Lehre wenige Überschneidungen haben (z. B. die Lehrstühle für Chemie und Anatomie), fallen die Lehrangebote teilweise sehr unterschiedlich aus.

Wir empfehlen grundlegend, die **Vorlesungen** zu Beginn des Semesters zu besuchen und dann individuell zu entscheiden, wie viel man daraus tatsächlich mitnimmt. Da allerdings Dozierende während des Semesters meist wechseln, solltet ihr auch zwischendurch einem neuen Dozenten eine Chance geben!

Außerdem ist es immer, wirklich immer hilfreich, **höhere Semester** zu fragen! Sie haben das ganze schon einmal durchgemacht und können oftmals Tipps geben, welche Lehrveranstaltungen sich lohnen.

Aber auch wenn du dich gegen einen regelmäßigen Besuch der Vorlesungen entscheidest, lohnt sich der Blick in die **Vorlesungsunterlagen oder aufgezeichnete Vorlesungen.** Kleiner Tipp bei so mancher langwierigen Vorlesungsaufzeichnung: Das Video einfach in **1,5- bis 2-facher Geschwindigkeit** abspielen. So bleibt dir auch die Zeit, schwierige Passagen noch mal anzuschauen!

Wie bereits erwähnt, macht es in der Regel wenig Sinn, die gesamte Vorlesung über mitzuschreiben, daher empfehlen wir, die **Vorlesungsfolien** entweder auszudrucken oder auf dem **Tablet** dabei zu haben und so lediglich wichtige Notizen zu ergänzen. Das spart eine Menge Zeit und ihr könnt eure volle Aufmerksamkeit der Vorlesung widmen.

Tipp! Schaut euch unbedingt zu Semesterbeginn die **Lernzielkataloge** der Lehrstühle (vgl. ➤ Abb. 1.1) an! Immerhin konzipieren eben diese Lehrstühle auch eure Klausuren im Semester.

1.2.2 Lehrbücher: Anatomie-Atlas, großes Lehrbuch, Kurzlehrbuch, Kompendium …

Von ausführlichen Lehrbüchern über Kurzlehrbücher und Physikumsskripten: Die Auswahl an Lehrbüchern ist riesig! Die meisten Dozierenden geben zwar ohnehin **Lehrbuchempfehlungen** ab und das kann auch sehr hilfreich sein, aber zum Teil wird auch sehr detaillierte und sehr teure Fachliteratur empfohlen, obwohl ein Kurzlehrbuch ebenfalls ausreichen könnte. Daher frag deine Kommiliton*innen und im Idealfall auch **höhere Semester** nach geeigneten Lehrbüchern.

Anatomie-Atlanten Tatsächlich ist die Anschaffung von Anatomie-Atlanten für die allermeisten Studierenden empfehlenswert und man behält diese in der Regel ein Leben lang. Die Anatomie-Atlanten bestehen, wie du es vielleicht schon aus dem Geografieunterricht kennst, überwiegend aus Bildern. Sie sind die Landkarten des Körpers und bestehen aus drei Bänden. Der erste Bildband befasst sich mit knöchernen Strukturen, Muskeln, Bändern und Gelenken. Der zweite Atlas mit dem sogenannten Situs, den Organen, und der dritte Atlas ist der Kopf-Hals-Region und der Neuroanatomie gewidmet. Anatomie lernt sich am besten mit Bildern. Darüber hinaus ist der Atlas besonders für die chirurgischen Fächer, aber auch für die Orthopädie beispielsweise ein wichtiges Nachschlagewerk für den klinischen Studienabschnitt sowie den Klinikalltag, sodass auch viele Ärztinnen und Ärzte im Beruf vor einem operativen Eingriff nochmals die Anatomie wälzen.

Große Lehrbücher werden für die „großen" Fächer Anatomie, Biochemie und Physiologie angeboten und sind hier eine Überlegung wert. Sie erklären ausführlicher, stellen Zusammenhänge dar und geben dir auch Hintergrundwissen mit, das auch im klinischen Abschnitt noch interessant sein kann; außerdem sind weitere Inhalte wie z. B. Angaben zu weiterführender Literatur dabei. Es gibt auch Varianten mit Zusammenfassung in der Randspalte.

Kurzlehrbücher, Taschenatlanten und ähnliche sind etwas knappere Formate, die dir die Inhalte erklären, aber den Fokus auf Prüfungsinhalte richten; Hintergrundinfos sind hier spärlicher vorhanden. Meist gibt es auch Markierungen, die auf besonders prüfungsrelevante Inhalte hinweisen.

Physikumsskripten fassen die Inhalte fürs Physikum knapp zusammen. Hier geht es um Wiederholung und Fakten, als alleinige Werke zum Erstlernen und Verstehen sind sie weniger geeignet. Es ist trotzdem empfehlenswert, frühzeitig einen Blick reinzuwerfen! Wenn du von vornherein (auch) damit lernst, brauchst du die Inhalte für das Physikum lediglich wiederholen und du weißt bereits, worauf du ein Augenmerk legen solltest. Oft wird einem nämlich in der Vorklinik gesagt: „Das braucht ihr jetzt noch nicht wissen, sondern erst fürs Physikum." Dabei ist es doch viel praktischer, alles gleich mitzulernen!

Weitere Formate Abgesehen von Büchern gibt es auch spannende Lernkarten für die Fächer Anatomie und Histologie sowie sehr praktische Übersichtsposter, zum Beispiel für die Stoffwechselprozesse der Biochemie, die durchaus eine Überlegung wert sind.

Und jetzt stehst du in der Buchhandlung oder stöberst im Internet und dir bleibt bei den Preisen fast das Herz stehen? Ja, gute Lehrbücher sind leider teuer, aber kein Grund zur Sorge. Die meisten Unis veranstalten jährlich oder jedes Semester einen Bücherbazar, wo du gut erhaltene Bücher und Lernkarten aus zweiter Hand kaufen kannst. Ansonsten kannst du dir einen Großteil der Literatur auch in der Bibliothek ausleihen. Von beliebten Lehrbüchern gibt es gleich ein Dutzend Exemplare. Und wenn du dich für den Neukauf entscheidest, kannst du die Bücher später weiterverkaufen.

1.2.3 Die Fachschaft: Fachschaftstutorien, Repetitorien und Fachschaftsskripte

Fachschaftstutorien Auch wenn sich die Angebote der Universitäten hier natürlich unterscheiden, gibt es in aller Regel für die vorklinischen Fächer spezielle Fachschaftstutorien, in welchen dir Tutoren aus dem klinischen Abschnitt in kleineren Gruppen den Stoff noch einmal näherbringen. Da die Tutorinnen und Tutoren meist selbst nur wenige Jahre weiter im Studium sind als du, wissen sie oft sehr genau, woran es bei den Studierenden hapert und worauf die Dozierenden Wert legen.

Vor besonders gefürchteten Klausuren werden zum Teil noch mal Crashkurse zur Wiederholung angeboten. Die Tutorien sind nach unserer Erfahrung wirklich überaus empfehlenswert und sehr liebevoll konzipiert.

Repetitorien Für das Physikum wird von vielen Fachschaften ein gesondertes Repetitorium über mehrere Wochen angeboten, was dir dabei helfen kann, den Alltag in dieser intensiven Lernzeit zu strukturieren. – Ist aber natürlich nicht für jeden der richtige Weg.

Fachschaftsskripte An vielen Unis kursieren Fachschaftsskripte oder auch über viele Semester weitergeschickte Zusammenfassungen von ehemaligen Studierenden oder Lehrenden, welche sehr hilfreich sein können, da sie speziell auf deine Universität und die Lehrenden zugeschnitten sind, allerdings kannst du dich nicht immer auf jedes Detail verlassen. Wie du das in Erfahrung bringst? Du hast es erraten – die höheren Semester!

1.2.4 Digitale Angebote

Plattformen Das Internet als Lernressource ist schon längst nicht mehr aus dem Medizinstudium wegzudenken. Plattformen wie ClinicalKey Student, ViaMedici und Amboss sind ein allumfassendes Onlinenachschlagewerk für Vorklinik und Klinik. Ein Großteil der Studierenden verwendet spätestens zur Vorbereitung auf die ärztlichen Prüfungen eines dieser Portale. Da die Universitäten auch darum wissen, bieten viele von ihnen mittlerweile eine Campuslizenz an, welche Medizinstudierenden einen kostenlosen Zugang zu einem der Anbieter ermöglicht.

Audio und Video Darüber hinaus bieten Youtube, Spotify und viele weitere Onlinedienste Video- und Audioformate zur Vertiefung eures Wissens an. „Ninja Nerd" ist nur einer von vielen toll konzipierten Youtube Channels, welcher regelmäßig Erklärvideos zu komplizierten Sachverhalten aus Vorklinik und Klinik mit anschaulichen Grafiken veröffentlicht – und dazu noch völlig kostenfrei.

Anatomie Speziell für die Anatomie gibt es Complete Anatomy – hier kannst du ein detailliertes virtuelles Modell personalisieren, die Ebenen (Knochen, Muskeln, Gefäße, Nerven, Organe …) ein- und ausblenden, dir einzelne Elemente erklären lassen, das Ganze frei im Raum drehen usw.

Merksprüche Wenn du ein Fan von Merksprüchen, Eselsbrücken und Akronymen bist, dann gibt es auch dafür Webseiten, z. B. eine kostenpflichtige Plattform, auf der in Kurzvideos kleine Geschichten rund um ein medizinisches Thema gesponnen werden. Die Charaktere und ihre Geschichte dienen hierbei als Eselsbrücke, um dir komplizierte Inhalte leichter zu merken. Auch bei anderen Anbietern gibt es Eselsbrücken für Vorklinik und Klinik.

Weitere kleine Helfer sind zum Beispiel Websites mit Pomodoro Timer und vielen individuell einstellbaren Features. Mit der Pomodoro-Technik lernst du z. B. 25 Minuten, gefolgt von 5 Minuten Pause. Nach vier Durchgängen gibt es eine längere, 15-minütige Pause. Die Dauer der Lernphasen kannst du selbst festlegen. Weitere Angebote sind Produktivitätshelfer, bei denen du soziale Netzwerke oder andere verlockende Websites für die Dauer deiner Lernphasen blockieren kannst. So kommst du gar nicht erst in Versuchung, etwas anderes zu machen.

1.3 Lesen und Lernen

Jetzt hast du endlich die passenden Unterlagen ausgesucht, aber wie gehst du auch richtig damit um? Was ist wichtig, was kann weg? Schau dir zunächst die **Gliederung** an, um dir einen Überblick zu verschaffen. Stell dir die Frage, ob das gewählte Medium überhaupt angemessen ist oder ob es thematisch einen anderen Fokus setzt als für dich relevant.

Dann ist die Frage, ob der **Umfang** der Quelle stimmt. Wenn du nur noch zwei Tage bis zur Prüfung hast, ist ein großes Lehrbuch beispielsweise zu umfangreich und du greifst lieber zum Kurzlehrbuch. Große Lehrbücher mit Randspalte sind zwar ebenfalls sehr ausführlich, jedoch bieten sie in den Spalten am Seitenrand eine knappe Zusammenfassung der wichtigsten Fakten. Selbstredend muss nicht jedes Buch von Anfang bis Ende gelesen und große Lehrwerke können auch zum Nachschlagen einzelner Fragestellungen statt als kontinuierliche Lektüre verwendet werden.

Aber unabhängig von den Unterlagen ist **das aktive Lesen** der weitaus wichtigere Faktor. Wer kennt es nicht, bei mangelnder Konzentration, am Ende einer Seite angekommen zu sein, ohne auch nur ein Wort in Erinnerung behalten zu haben? Hilfreich hierbei kann es sein, wenn du laut vorliest, mit einem Textmarker in der Hand liest, um die wichtigsten Schlagwörter zu unterstreichen, oder versuchst, aus deiner Erinnerung Notizen zu machen.

Wenn du dir **Notizen** machst, etwas farblich markierst oder dir einzelne Inhalte von einer Onlineplattform in ein separates Dokument hineinkopierst, dann sollten es wirklich nur die allerwichtigsten Punkte sein oder aber das, was du noch mal zu einem späteren Zeitpunkt wiederholen möchtest.

Für mündliche Prüfungen läuft die Vorbereitung in der Regel anders. Verabrede dich zum Beispiel mit einem **Lernpartner** oder einer ganzen **Lerngruppe.** Das freie Sprechen für Testate zu üben ist ungeheuer wichtig und wird oft unterschätzt. An dieser Stelle sei das MEX-Vorklinik Buch noch erwähnt, welches die wichtigsten Fragen für das mündliche Examen behandelt und eine gute Hilfe zur Prüfungssimulation darstellt.

1.4 Lernumfeld

1.4.1 Lernzeit

Bist du eher eine Lerche oder eher eine Eule? Jeder hat seinen individuellen Rhythmus und es ist nicht für jeden sinnvoll, bereits um 8 Uhr am Schreibtisch zu sitzen. Wenn du erst in den späten Abendstunden aufblühst, kannst du dir auch feste Lernsessions zu späterer Stunde einplanen. Analysiere in Ruhe deinen Tag und schau, wann du am produktivsten arbeiten kannst. Du hast nach dem Mittagessen immer ein Konzentrationstief? Dann nutze doch diese Zeit für eine Pause oder für alltägliche Erledigungen und fange erst später wieder an, dich an den Schreibtisch zu setzen.

Wenn es dir auch innerhalb einer Lernsession schwerfällt, lange konzentriert zu arbeiten, dann setze dir jeweils kleine Ziele und feste Lern- und Pausenzeiten (➤ Tab. 1.1). Ob du jetzt alle halbe Stunde, nach 10 Seiten oder 20 Lernkarten eine kurze Pause machst, kannst du für dich ausloten. Einen strukturierten Tag mit festen Zeitvorgaben zu haben, ist jedoch sinnvoll, um das festgelegte Pensum erfolgreich zu meistern. Du kannst dir außerdem überlegen, wie du deine kurzen Pausen am besten nutzt, um wieder mit voller Konzentration in die nächste Einheit zu starten.

Tab. 1.1 Beispielstrukturierung einer Lernsession

Uhrzeit	Inhalte
8.30–9.00	Dünndarm und Dickdarm
9.00–9.10	**Pause**
9.10–9.30	Leber und ableitende Gallenwege
9.30–9.50	Pankreas und Milz
9.50–10.00	**Pause**

1.4.2 Lernort

Den passenden (und produktivsten!) Lernort zu finden, ist am Anfang nicht einfach. Wenn du leicht abgelenkt wirst oder zu Hause viel Trubel ist, kannst du ausprobieren, in der Bibliothek zu lernen. Da bist du nicht nur konzentriert ohne Ablenkung, sondern auch unter Gleichgesinnten. Für Studierende, die nur ein kleines Zimmer haben, kann die Bibliothek auch eine gute Möglichkeit sein, Lernen/Arbeiten von Entspannung zu trennen. Oder hast du lieber dein eigenes Lernreich am eigenen Schreibtisch?

Kleiner Tipp Wenn du beim Auswendiglernen oft im Bett liegst, hinterfrage einmal, ob du dort auch wirklich produktiv bist oder nach kurzer Zeit doch einnickst. Wichtig ist, dass du dich zwar wohl fühlst, aber gleichzeitig auch produktiv sein kannst!

1.5 Work-Life-Balance und Psyche

Eine gesunde Work-Life-Balance ist nicht nur für das Medizinstudium, sondern auch für das spätere Berufsleben von großer Bedeutung. Nicht nur ist der Studiengang lang und durchaus zeitintensiv, sondern der spätere Arztberuf meistens mit einem stressigen Berufsalltag, langen Arbeitstagen und einer hohen Verantwortung verknüpft.

Versuche dir frühzeitig einen gesunden Umgang mit dem Stress und einen Ausgleich dazu zu suchen. Das kann alles Mögliche sein, was dir dabei hilft, abzuschalten: **Sport, Musik, Freunde, Meditation …** Auch hier kannst du mal darüber nachdenken, was dir wirklich guttut. Du bist konzentrierter, wenn du mehrmals die Woche joggen warst oder mittags lange in der Mensa geplaudert hast? Dann plane diese Dinge als festen Bestandteil deiner Woche mit ein!

Ein Studium zu beginnen und von zu Hause auszuziehen oder auch in eine neue Stadt zu ziehen, kann schon ganz schön viel auf einmal sein. Und dann kommen noch die Klausuren dazu und man hat das Gefühl, es wächst einem alles über den Kopf?

Sei großzügig mit dir! Wenn nicht alles auf Anhieb klappt und du mal einen schlechten Tag hast beim Kreuzen, dann versuch dich nicht zu sehr davon runterziehen lassen. Morgen ist auch noch ein Tag!

Tausch dich mit deinen Kommiliton*innen aus! Im Zweifelsfall geht es ihnen ganz genauso und du kannst deine ganzen Sorgen und Bedenken aussprechen. Geteiltes Leid ist halbes Leid!

Vergleich dich nicht mit anderen! Natürlich kann man sich ab und zu erkundigen, wie es bei Kommiliton*innen läuft, jedoch solltest du versuchen, dich nicht zu vergleichen und unter Druck setzen zu lassen, weil andere „weiter" sind als du oder viel mehr lernen. Jeder lernt anders, hat andere Ansprüche und tut sich bei einem Fach leichter und beim anderen schwerer.

Feiere Zwischenerfolge und gönn dir ab und an eine **Belohnung,** denn du kannst stolz auf deinen Fleiß sein! Selbst wenn es „nur" das erste Anatomie-Testat und noch nicht das ganze Semester oder die gesamte Vorklinik ist? So what? Jeder Schritt bringt dich deinem Ziel näher und verdient eine Belohnung! Zum Beispiel kannst du dir auch nach jedem Lernpaket etwas gönnen – lass es das Lieblingsessen, eine Auszeit oder ein neues Kleidungsstück sein – ganz egal, Hauptsache es zaubert dir ein Lächeln ins Gesicht. Das belohnt dich zum einen für die geleistete Arbeit und motiviert dich zum anderen für das nächste Lernpaket.

Und falls wirklich mal alles zu viel wird: In der Regel bietet jede Universität eine **psychologische Beratung** für Studierende an. Und auch der Lehrstuhl ist meist verständnisvoller als man denkt, wenn es darum geht, Veranstaltungen zu verschieben, um sich auch mal Luft zum Durchatmen zu erlauben. Es muss nicht jeder das gleiche Tempo beim Studieren haben!

1.6 Time Management

1.6.1 Carpe diem

Dein Stundenplan ist voll, du hast noch einen Nebenjob, Freunde, Hobbys und der Tag hat nur 24 Stunden? Versuche, wirklich das Maximum aus deinem Tag rauszuholen und nutze auch „verlorene" Zeit, wie zum Beispiel unterwegs in der U-Bahn. Hier bietet es sich nicht an, immer ein schweres Buch unterm Arm zu haben, aber ein paar Lernkarten, ein Podcast auf dem Handy oder auch eine Lernapp können unterwegs sehr hilfreich sein, um kleine verschenkte Minuten sinnvoll zu nutzen. Jeden Tag 15 Minuten sind über das Semester verteilt mehrere Lerntage, die du nun anderweitig nutzen kannst!

Hier sind einige Tipps, wo du gegebenenfalls noch Zeit zum Lernen nutzen könntest:

Sämtliche Reisen Egal ob nur mit dem Bus zur Arbeit oder die mehrstündige Zugfahrt nach Hause: Immer ein paar Lernkarten dabei haben und bei jeder Gelegenheit rausholen!
Wartezeiten Mal wieder eine lange Schlange beim Kaffee holen? Deine Verabredung kommt 15 Minuten später? Schon wieder eine Lernkarte weniger zum Wiederholen.
Zu Hause Hänge dir Lernzettel, Post-its und Abbildungen gut sichtbar in deiner Wohnung verteilt auf: am Kleiderschrank, am Badezimmerspiegel zum Wiederholen beim Zähneputzen ... Du kannst dir auch Lernkarten laminieren und mit unter eine lange heiße Dusche oder mit in die Badewanne nehmen – da lernt es sich doch gleich viel leichter!
Beim Sport Klingt anstrengend? Probier doch mal, beim Joggen statt der gewohnten Playlist einen Lernpodcast oder eine Vorlesungsaufzeichnung zu hören!

1.6.2 Lernpläne

Ein guter Lernplan ist viel Wert – nicht nur, weil er deinen Alltag strukturiert, sondern auch, weil er dir das Gefühl geben kann, dass noch genug Zeit bleibt, diese vielen Themen bis zur Klausur zu schaffen!

Es gibt die drei großen ärztlichen Prüfungen im Regel- und Reformstudiengang Humanmedizin an deutschen Fakultäten. Diese sind vom M1 bis M3 durchnummeriert. In der Regel sprechen die Studierenden jedoch vom Physikum (M1), dem STEX/Staatsexamen (M2) und dem M3 oder dem Mündlichen. Das M1, das Physikum, beinhaltet eine schriftliche und eine mündliche Prüfung, während das M2 ausschließlich schriftlich und das M3 ausschließlich mündlich stattfindet. Das Physikum wird nach vier Semestern Regelstudienzeit am Ende der Vorklinik absolviert, das M2 am Ende des klinischen Abschnitts nach zehn Semestern und das M3 schlussendlich nach dem klinisch-praktischen Jahr und ist somit die letzte Hürde zur Approbation.

Für diese drei großen ärztlichen Prüfungen gibt es Lernpläne aller großen Anbieter wie zum Beispiel den 50- und 30-Tage-Lernplan für das Physikum. Auch in diesem Heft haben wir ein Kapitel speziell zu diesem Thema vorbereitet (➤ Kap. 3).

Aber auch schon während des Semesters und zur Klausurvorbereitung ist ein guter Plan die halbe Miete: Eine grobe Übersicht bieten meist die Studien- und Prüfungsordnung deiner Fakultät. Da die Klausuren vor dem Physikum von deinen Dozierenden konzipiert werden, ist aber vor allem ein Blick in die offiziellen **Lernzielkataloge der einzelnen Lehrstühle** ein heißer Tipp zur Orientierung. Viele Lehrende stellen diese zur Verfügung – und zum Teil sind schon kleine Hinweise zu der ein oder anderen Klausurfrage dabei!

1.7 Die Lerntypen

Jeder von uns lernt und versteht anders. In Anlehnung an die Sinnesorgane des Menschen, die beim Lernen beteiligt sind, spricht man deshalb von auditiven, visuellen, kommunikativen und motorischen Lerntypen nach Vester (➤ Abb. 1.2). Finde für dich raus, welcher Lerntyp du bist, und passe dementsprechend deine Lernmethoden an. Je nachdem kannst du auch ernsthaft hinterfragen, ob du aus den Vorlesungen viel mitnimmst oder den Stoff besser selbst zu Hause verinnerlichst. Viele von euch sind vermutlich mehr als einer Kategorie zuzuordnen und profitieren daher durchaus von einer kunterbunten Mischung der Methoden. Daher schaut am besten alle Tipps durch.

1.7.1 Der visuelle Typ

Du bist ein visueller Lerntyp und behältst alles am besten im Gedächtnis, wenn du die Inhalte mit eigenen Augen gesehen hast? Dann sind hier ein paar Tipps für dich, um dein Gedächtnis noch besser zu unterstützen:

Farben sind ein großes Stichwort – egal ob farbige Textmarker, bunte Post-its, Mindmaps, bunte Karteikarten oder bunte Bildchen. Sie sind ein Spitzenwerkzeug, um deinem Gedächtnis noch besser auf die Sprünge zu helfen. Hier ein paar Beispiele:

- Du kannst **zusammengehörige Themen** in der gleichen Farbe markieren (z. B. Knochen, Muskeln und Bänder).
- Oder du kannst verschiedene Farben für **wichtige Themen und Key Facts** verwenden.
- Des Weiteren kannst du **wiederkehrende Themen** farblich markieren (z. B. aktivierende Neurotransmitter, inhibierende Neurotransmitter).

Bilder und Videos Die Medizin lebt von Bildern, daher ist dies für jeden Lerntyp ein zentrales Thema. Besonders die Anatomie und die Histologie sind durch reine Fließtexte beinahe unmöglich zu lernen. Darüber hinaus kann beispielsweise ein Video von einer orthopädischen Untersuchung dabei helfen, sich die Funktionen von Muskeln besser einzuprägen, oder ein Lernvideo über eine Muskelkontraktion kann die Abläufe im sarkoplasmatischen Retikulum verbildlichen.

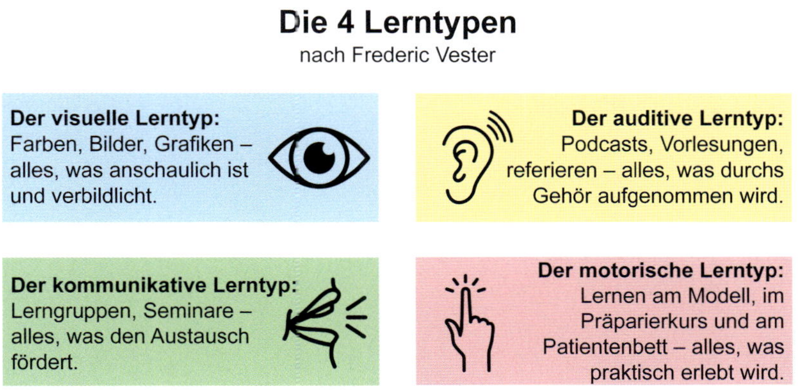

Abb. 1.2 Die vier Lerntypen nach Frederic Vester [L307]

Eselsbrücken Ob selbst ausgedacht oder vorgefertigt übernommen – nicht für jedermann, aber für viele Studierende sind (bildliche) Eselsbrücken eine immense Merkhilfe.
Übersichtsposter und Mindmaps Besonders für den Anfang sehr hilfreich, um einen Überblick zu erlangen, welche Themen relevant sind. Nach einigem Vertiefen sind Mindmaps sehr wertvoll, um den Kontext beispielsweise von Stoffwechselwegen herzustellen.
Whiteboard Für dich könnte ein Whiteboard, eine Tafel oder ein großer leerer Zettel ein wirksames Lerntool sein, um deine Gedanken zu verbildlichen. Eine effektive Wiederholung, wenn man mal ein ganzes Hämoglobin oder Cholesterin selbst aufgezeichnet hat, das vergisst man so schnell nicht wieder. Du hast keinen Platz für ein riesiges Whiteboard in deiner Wohnung? Du kannst dir auch spezielle wasserlösliche Stifte kaufen, mit denen du auf die Fenster schreiben kannst. Alternativ gibt es dünne Folien, die du auf der Wand anbringen und somit auch wunderbar als Tafelersatz verwenden kannst.

1.7.2 Der auditive Typ

Für dich gilt der beliebte Merkspruch: „Durchs Gehör ins Gehirn"? Dann haben wir für dich genau die richtigen Lerntools, um dich durch die Vorklinik zu bringen.

Podcasts Ein beliebtes neues Lernformat, das leider noch nicht ganz so ressourcenreich ist wie die klassischeren Medizinlektüren. Aber nichtsdestotrotz gibt es mittlerweile schon von den gängigen Anbietern sowie Privatnutzern bei Youtube und weiteren Plattformen toll konzipierte Lernsessions in reinem Audioformat. Dein Vorteil: Du kannst sie überall hören und nebenher auch noch die Wohnung putzen oder dich in die Badewanne legen. Aber Vorsicht! Wenn du merkst, dass du dadurch wenig inhaltlich mitnimmst, solltest du es wohl doch bei der Tasse Tee als Nebenaktivität belassen.
Vorlesungen und Aufzeichnungen Du könntest ebenso besonders von Vorlesungen profitieren, da dein Gehirn besonders gut verschiedene Stimmen mit den Lerninhalten verknüpfen kann. Nach demselben Schema sind auch sämtliche weiteren Lernvideos ein heißer Tipp für dich.
Laut vorlesen Dir die Lerninhalte selbst laut vorzulesen bindet genauso dein Gehör mit ein. Wenn du magst, kannst du dich dabei auch selbst aufnehmen und zu einem späteren Zeitpunkt, vielleicht beim Spaziergang oder beim Kochen, einfach nebenher noch mal abspielen.
Eselsbrücken Eine Verknüpfung über den Hörsinn kann auch eine Eselsbrücke oder ein Akronym, aber auch eine Melodie sein. Deiner Kreativität sind keine Grenzen gesetzt. Du könntest auch gleich ein ganzes Lied komponieren, wie es zum Beispiel auch das Periodensystem vertont gibt.

1.7.3 Der kommunikative Typ

Du bist der kommunikative Lerntyp? Toll, dann schnapp dir deine Kommiliton*innen und los geht's!

Lerngruppen und Study Buddies Für dich sind Lerngruppen ein essenzieller Bestandteil der Wiederholung! Eine zu große Lerngruppe kann jedoch dazu führen, dass der Einzelne wenig zu Wort kommt, daher halte die Gruppe lieber klein. Ein Treffen zu zweit ermöglicht dir außerdem ein Frage-Pingpong, sodass die Beteiligten gleichermaßen profitieren.
Fragensimulation aka Selbstgespräche Wenn du gerade keinen Study Buddy zur Hand hast? Dann simuliere doch einfach ein Gespräch mittels Frage-Antwort-Karteikarten (vielleicht besser zu Hause als im Ruhebereich der Bibliothek). Ansonsten ist die Bibliothek bzw. die Universität ein guter Lernmittelpunkt für dich, da dir hier der meiste Austausch und Dialog ermöglicht werden.
Seminare und Vorlesungen Für dich können sämtliche Universitätsveranstaltungen oder auch Fachschaftstutorien besonders hilfreich sein, da du hier die Möglichkeit hast, direkt mit den Lehrenden zu interagieren und Fragen zu stellen.
Präsentationen Du kannst auch wunderbar lernen, indem du Lerninhalte wie ein Minireferat vorbereitest und dir selbst oder auch deiner Lerngruppe vorstellst. Wenn dir so etwas Spaß macht, vielleicht hast du ja Lust, selbst Tutor zu werden. Frei nach dem Motto: See one, do one, teach one. Indem du es anderen erklärst, wirst du selbst merken, ob noch irgendwelche Unklarheiten bestehen, und wenn du dann noch die Fragen der anderen beantworten kannst, dann bist du Profi!

1.7.4 Der motorische Typ

Der motorische oder auch der haptische Lerntyp nach Vester lernt am besten mit praktischen Ansätzen. Das funktioniert in der Medizin auch wunderbar, da es nach wie vor ein sehr praxinaher Beruf ist. Selbst die Vorklinik lebt von Modellen und Praktika.

Lernen am Modell Die meisten medizinischen Bibliotheken haben eine große Auswahl an Modellen für die medizinische Lehre. Da wäre natürlich das klassische Skelett für die Knochen, jedoch gibt es daneben auch Skelette mit eingezeichneten Muskel- und Sehnenansätzen, separate Schädel- und Gehirnmodelle, Situsmodelle, Herzmodelle und so weiter. Dies kann sehr hilfreich sein, um sich die Anatomie sowie Physiologie zu verinnerlichen. Einfach mal eine Sonde nehmen und durch jedes Foramen des Schädels bohren – und schon merkst du dir, wo die Strukturen hinführen.

Für die ganz Kreativen: Modelle kann man auch selbst basteln. Egal ob ein sarkoplasmatisches Retikulum mit Knete oder ein Vierkammermodell des Herzens aus Pappe, dir sind keine Grenzen gesetzt. Du solltest nur beachten, dass der Nutzen tatsächlich die Zeitanforderung nicht überschreitet.

Das menschliche Modell und Lernen am Patienten Auch wenn dies insbesondere im klinischen Abschnitt des Studiums relevant ist, könnten dir dennoch Untersuchungen am echten Patienten helfen, bestimmte Sachverhalte der Vorklinik zu verstehen. Beispielsweise hilft dir eine Untersuchung der Rotatorenmanschette in der orthopädischen Ambulanz, die Funktionen und Bewegungsgrade der Muskeln und Gelenke des Schultergelenks ganz einfach selbst herzuleiten, anstelle des mühsamen Auswendiglernens! Wenn du dafür nicht extra ins Krankenhaus gehen willst: Schnapp dir doch einfach mal deinen Kommilitonen und bewege einmal die ganze Schulter durch. Wenn er oder sie es dir erlaubt, könnt ihr auch die Verläufe der großen Armnerven auf die Arme malen!

Hospitationen Medizinstudierende sind im Krankenhaus grundsätzlich immer gern gesehen und du kannst in jedem Krankenhaus und jeder Arztpraxis einfach mal auf gut Glück anfragen, ob eine Hospitation möglich ist. Schau doch auch mal im OP vorbei! Selbst für ein paar Stunden kann sich das sehr lohnen! Die Topografie des Abdomens und die intra- und retroperitonealen Lageverhältnisse sind manchmal schwer zu begreifen und da im Anatomiekurs in der Regel zehn bis zwanzig Studierende an einer Leiche herumschneiden, kann dieser Aspekt hier manchmal etwas zu kurz kommen.

Präparier- und Histosaal Wie eben schon angesprochen, sind die Leichen während der vorgeschriebenen Präpzeiten dicht umkreist und es ist schwer, sich in Ruhe alles anzuschauen. Daher verabrede dich doch mal mit einer Kommilitonin im Präpariersaal und erklärt euch gegenseitig die Fußmuskeln oder Ähnliches.

Dies gilt im Übrigen ebenso für den Histosaal. Je mehr Präparate du unter dem Mikroskop siehst, desto leichter wird es dir fallen, Gewebe voneinander zu unterscheiden, sodass dich in der mündlichen Prüfung und im Physikum nichts mehr aus der Bahn werfen kann. Die Histologie gründlich zu lernen kann außerdem nicht schaden, da es im Rahmen der Pathologie auch in der Klinik relevant ist.

3-D-Modelle Auch außerhalb der Öffnungszeiten der Anatomie können für dich virtuelle 3-D-Modelle nützlich sein. Informier dich bei deiner Fakultät, was in dieser Hinsicht angeboten wird.

Praktika Du könntest außerdem ganz besonders von Praktikumstagen profitieren. Es empfiehlt sich, diese besonders ausführlich vor- oder auch nachzubereiten, damit du dein theoretisches Wissen direkt anwenden und vertiefen kannst!

Studentisches Trainingszentrum An vielen Universitäten gibt es bereits studentische Simulations- und Trainingszentren, in denen Lerninhalte praktische Anwendung finden. Entweder im Rahmen eines Kurses oder auch allein nach dem Seminar, kann hier sogenanntes POL (problemorientiertes Lernen) geübt und können ärztliche Skills trainiert werden. Oftmals fehlt den Studierenden (im Regelstudiengang) in der Vorklinik der klinische Bezug der Lehrinhalte, welcher somit hergestellt werden kann. Dadurch kann auch die Motivation gesteigert werden.

KAPITEL

2

Merle Sophie Schenk

How to … Physikum

Das Physikum am Ende der Vorklinik kann sehr angsteinflößend erscheinen und meist wirst du auch von höheren Semestern wenig Positives über diese nervenaufreibende und intensive Zeit zu hören bekommen. Daher sagen wir es dir vorab: Mach dich nicht verrückt! Du hast bereits alle Fächer individuell bestanden und vier Semester erfolgreich abgeschlossen – du schaffst das!

2.1 Aufbau der Prüfungen

Das Physikum besteht aus einem schriftlichen und einem mündlichen Teil (➤ Tab. 2.1)

Im schriftlichen Physikum werden Biologie, Chemie und Physik als Nebenfächer sowie Anatomie (umfasst neben der makroskopischen auch die mikroskopische Anatomie), Biochemie, Physiologie und die Medizinische Psychologie/Medizinische Soziologie als Hauptfächer geprüft. Die Prüfung findet an zwei aufeinanderfolgenden Tagen statt und umfasst jeweils 160 Multiple-Choice-Fragen pro Prüfungstag. Du hast vier Stunden Zeit, was bedeutet, dass du ca. 90 Sekunden pro Frage Zeit hast.

In der mündlichen Prüfung werden Anatomie (mikroskopisch und makroskopisch), Physiologie und Biochemie geprüft. Eine Prüfungsgruppe besteht in der Regel aus vier Prüflingen und drei Prüfern, jeweils einem pro Fachbereich. Die Prüfung dauert ca. eine Stunde pro Prüfling, für alle drei Fächer zusammen.

Tab. 2.1 Ablauf der Physikumsprüfung

Das Physikum	Fächer	Fragenanzahl, wichtige Inhalte
Das schriftliche Physikum • 2 Tage • 4 Stunden Prüfzeit pro Tag • 320 Fragen	Anatomie	80 Fragen
	Physiologie	60 Fragen
	Biochemie	60 Fragen
	Med. Psychologie und Med. Soziologie	60 Fragen
	Biologie	20 Fragen
	Chemie	20 Fragen
	Physik	20 Fragen
Das mündliche Physikum • 1 Tag • Etwa 1 Stunde pro Prüfling • Prüfgruppe 1–4 Studierende	Anatomie	Histologische Präparate, Prüfung am Modell, Skelett, an der Leiche
	Physiologie	Ggf. Diagramme zeichnen
	Biochemie	Moleküle aufzeichnen oder erkennen

2.2 Schriftliche Prüfung

2.2.1 Vorbereitungszeit

Empfohlen werden meist **etwa 60 Tage Vorbereitungszeit bzw. volle Lerntage.** Während das mit Sicherheit ein praktischer Richtwert ist, sind hier jedoch nur bedingt Pausentage und Puffertage eingeplant, falls du nicht jedes Lernpaket an einem Tag schaffen solltest. Plane auch Puffertage für Unvorhergesehenes ein – und lass es nur fehlende Konzentration oder privaten Ärger sein.

Bedenke, dass dir manche Themen leichter fallen als andere, sodass die Vorbereitungszeit allein hierdurch **individuell variiert.** Diesen Aspekt kannst du dir aber auch zunutze machen, indem du kürzere Lerntage oder Themen, in denen du dich bereits gut auskennst, auf Tage legst, an denen du weniger Zeit hast, beispielsweise falls du noch Lehrveranstaltungen besuchen musst. Falls dir nicht mehr genügend Tage bis zur Prüfung bleiben, ist das auch ein guter Weg, um sich doch noch etwas Puffer zu verschaffen.

Wiederholungen sind in den offiziellen Lernplänen lediglich in reduzierter Form integriert. Plane aber unbedingt genügend Zeit für das **Wiederholen am Ende** ein! Du lernst innerhalb kürzester Zeit unwahrscheinlich viel. Damit dein Kopf nicht platzt, rutschen viele Informationen wieder unten durch, da hilft leider nur wiederholen. Um auf der sicheren Seite zu sein, sind, wenn möglich, zwei Wochen Wiederholungszeit zusätzlich durchaus sinnvoll.

Zusammengefasst lässt sich feststellen: Fang lieber früher an, damit du mehr Puffer hast und weniger Stress. Das sagt sich natürlich leichter als es dann schlussendlich mit einem vollen Stundenplan umzusetzen ist.

Versuch daher, deinen Wissensstand realistisch einzuschätzen, ob du auf ein solides Grundwissen zurückgreifen kannst oder ob du ggf. länger brauchst als manch anderer oder ob du besonders stressempfindlich bist. Wenn du es schaffst, jede Woche ab den Semesterferien zwischen drittem und viertem Semester einen Lerntag unterzubringen oder die Basics zu wiederholen, dann wäre das natürlich toll. Aber lass dich davon nicht verunsichern. Für die meisten Studierenden reicht der Zeitraum nach der letzten Klausur bis zum Physikum auch aus.

Achtung Die mündlichen Termine stehen in der Regel erst recht spät fest. Die frühesten Termine sind teilweise zwei Wochen vor dem schriftlichen Examen. Und: Auf die Prüfer solltest du dich individuell vorbereiten. Generell ist eine Woche als spezifische Lernvorbereitung auf die mündliche Prüfung (➤ Kap. 2.3) ein grober Richtwert.

2.2.2 Wiederholungen

Im Idealfall hast du bereits alles in der Vorklinik gelernt und wiederholst nun dieses Wissen. Hast du von der **Lernspirale nach Klippert** gehört? Demnach lernt man am besten, indem Gelerntes durch verschiedene Perspektiven wiederholt wird: Beispielsweise durch Frontalunterricht in den Vorlesungen, dann in interaktiven Gruppenarbeiten und durch selbstverantwortliches Eigenstudium. Ob du diesen Weg gehen willst oder lieber alles mehrfach für dich zu Hause wiederholst, ist natürlich dir überlassen. Die Wiederholung sollte auf jeden Fall ein fester Bestandteil deines Lernplans sein, egal ob jeden Tag oder einmal in der Woche.

Tipp: Während du im vorklinischen Abschnitt meist nach Fächern gelernt hast, sind in der vorliegenden Skriptenreihe die Inhalte nach Organsystemen sortiert. Dadurch lernst du sie noch einmal in einem anderen Zusammenhang, was dir hilft, die Inhalte aktiver und mit dem Fokus aufs Verstehen und Vernetzen zu lernen. Nebenbei ist es auch eine gute Vorbereitung auf den klinischen Abschnitt. Außerdem findest du am Ende jedes Kapitels eine Seite zum aktiven Bearbeiten. Auch dies ist eine wunderbare Wiederholung!

Was zum Wiederholen ebenfalls hilfreich sein kann, ist, **andere Inhalte zu kreuzen,** als du tagsüber lernst, da du dir so zu einem späteren Zeitpunkt die Inhalte wieder ins Gedächtnis rufst.

Karteikarten, egal ob als Karte aus Papier oder als Spaced-Repetition-Programm online bzw. als App, sind hierbei auch hilfreich: Du kannst mehrere Stapel je nach Wissensstand anlegen. Besonders kniffelige Themen werden somit mehrfach wiederholt.

2.2.3 Reihenfolge der Fächer und Prioritäten

Am sinnvollsten ist es, mit den **Hauptfächern** zu beginnen! Ansonsten läufst du Gefahr, am Ende zu wenig Zeit zu lassen. Bei den Hauptfächern solltest du nicht auf Lücke lernen. Es kann auch nicht schaden, mit dem „Hasshauptfach" zu beginnen, da man anfangs noch am ehesten die Motivation hat. Dadurch hast du außerdem am Ende noch genügend Zeit, um die Themen zu wiederholen.

Vernachlässige die Med. Psychologie und Med. Soziologie nicht. Es ist auch ein Hauptfach im schriftlichen Examen und sollte gut gelernt werden!

Falls es knapp wird: Lieber die Hauptfächer fertig lernen und die Nebenfächer zuletzt lernen, dort notfalls (!) einzelne Themen flüchtiger bearbeiten. Kein komplettes Fach auslassen!

2.2.4 Lernstrategien und Materialien

Kremple nicht dein gesamtes Lernverhalten um, sondern konzentriere dich auf (für dich) **bewährte Lernstrategien.** Das gilt auch für deine bisherigen **Lernmaterialien.** Da du die Fächer einzeln schon alle einmal gelernt hast, sind altbekannte Bücher und Notizen wunderbar zum Wiederholen geeignet. Hilfreich sind außerdem **Prüfungsskripte,** die den gesamten Stoff kompakt zusammenfassen und häufig geprüfte Inhalte hervorheben.

Auch für das Physikum ist eine gute **Lerngruppe** Gold wert, um sich gemeinsam vorzubereiten. Sie sollte nicht zu groß sein, um deine eigene Redezeit nicht zu knapp zu halten, und das Niveau sollte ungefähr ähnlich sein.

Viel, viel **kreuzen** und auch bereits Gekreuztes noch mal kreuzen beim Wiederholen. Sinnvoll ist es, ein separates Blatt oder Heft bereitzuhalten und Themenbereiche zu notieren, in denen man viele Fehler macht, sodass man diese separat wiederholen kann. Lass dich nicht demotivieren, wenn das Kreuzen zu Beginn nicht so gut klappt! Du wirst im Laufe des Lernplans die Fortschritte sehen.

Obwohl du online ab dem Physikum 2006 kreuzen kannst, hat sich der Aufgabenstil und Schweregrad doch deutlich verändert. Sinnvoll ist es, die letzten fünf bis zehn Jahre durchzukreuzen. Pro Tag solltest du zwischen 50 und 200 Fragen kreuzen. Je nach Motivation und Zeit kannst du im Anschluss auch ältere Examina kreuzen.

Noch ein praktischer Hinweis: Es sind keine Taschenrechner im Physikum erlaubt. Daher ist es sinnvoll, noch mal etwas **Kopfrechnen und schriftliches Dividieren** zu wiederholen.

2.2.5 Lerntage

Setze dir **realistische Ziele** für einen Lerntag! Es wird dich nur deprimieren, wenn du planst, ein großes schwieriges Thema an einem Tag komplett zu lernen, und am Ende nur einen Bruchteil schaffst. Dann ist nicht nur der Lernplan hinfällig, sondern im Zweifelsfall auch deine Motivation hinüber. Kleinere Lernpakete ermöglichen es dir, ohne schlechtes Gewissen den freien Abend zu genießen. Es ist immer ein Erfolgserlebnis, wenn du den Haken hinter dein Lernprogramm setzen kannst!

Du solltest täglich etwa ein bis zwei Stunden für das **Kreuzen** einplanen. Das Kreuzen klappt in der Regel auch bei nachlassender Konzentrationsfähigkeit noch recht passabel und ist daher nach dem erfolgreich abgeschlossenen Lernpensum empfehlenswert. Diese Reihenfolge ist aber natürlich nicht in Stein gemeißelt. Wenn du nach der Mittagspause immer etwas Konzentrationsschwierigkeiten hast und abends noch Höchstleistungen erbringst, kann für dich das Kreuzen zwischendurch die bessere Strategie sein.

Plane genug **Pausen** ein! Sowohl Pausentage in der Woche als auch tägliche Mittags- und Kaffeepausen sowie auch kurze 5-Minuten-Verschnaufpausen.

Ein Beispiel, wie du dir einen Lerntag in der Vorbereitung fürs Physikum gestalten kannst, ist in ➤ Tab. 2.2 dargestellt.

2.2.6 Kreuztipps

Ein sehr elementarer Tipp, der dir unnötige Fehler erspart: **Gründlich lesen!** Fehler, die du nur deswegen gemacht hast, ärgern dich persönlich am meisten und sie sind absolut vermeidbar.

Achte auf Verneinungsfragen! Etwa 10 % aller Examensfragen suchen nach einer Falschantwort. Hier sind Wörter wie „nicht zutreffend", „kein" oder „am wenigsten" in der Regel vom IMPP fett gedruckt und unterstrichen.

Du kannst die Frage und die Antwortmöglichkeiten auch zunächst überfliegen und dir gegebenenfalls die wichtigsten **Schlagwörter anstreichen** und dann im zweiten Durchlauf noch einmal detailliert durchlesen. So hast du dann beim zweiten Lesen schon eine Idee, worauf die Frage abzielt, und achtest auf die passenden Inhalte. Gegebenenfalls ist es auch sinnvoll, zunächst die Antwortmöglichkeiten durchzuschauen und dann die Frage noch mal de-

Tab. 2.2 Beispiellerntag in Vorbereitung auf das Physikum

Uhrzeit	Aufgaben	Kommentare
8–10 Uhr	Lernpaket 1: Bauchsitus (Anatomie)	z. B. durch aufmerksames Lesen, anstreichen und Schlagwörter notieren
10–12 Uhr	Lernpaket 2: Beckensitus (Anatomie)	z. B. durch Lernen am Modell
12–14 Uhr	Mittagspause	Verschnaufpause: Stärke dich durch ein ausgewogenes Essen und tausche dich mit Freunden aus (aber nicht nur darüber, wie das Kreuzen läuft!).
14–16 Uhr	Besorgungen, Haushalt	Um das Mittagstief sinnvoll zu nutzen, erledige deine Besorgungen, gehe zum Sport oder einkaufen oder triff eine Freundin auf einen Kaffee.
16–18 Uhr	Lernpaket 3: Männliche Geschlechtsorgane (Anatomie)	z. B. durch laut vorlesen, Bilder angucken, einem imaginären Prüfer erklären …
18–20 Uhr	Gemeinsames Wiederholen der Stoffwechselwege (Biochemie)	In kleiner Lerngruppe gegenseitig abfragen, Whiteboard in der Bibliothek ausleihen, Moleküle aufmalen
20–22 Uhr	67 Fragen kreuzen zum Vortag	Gründlich lesen, Schlagwörter markieren und nicht zu kompliziert denken!
22–24 Uhr	Feierabend	Abschalten, nichts tun und durchatmen … und nicht zu spät schlafen gehen!

tailliert zu lesen. Probiere im Lernplan einfach verschiedene Methoden und schau, was für dich am besten funktioniert.

Wenn du nicht sicher die richtige Antwort identifizieren kannst, dann streiche dir zunächst alle Antwortmöglichkeiten weg, die du von vornherein ausschließen kannst. Wenn du dann noch zwei oder drei Auswahlmöglichkeiten übrig hast, dann entscheide dich für die wahrscheinlichste Antwortmöglichkeit. Das IMPP orientiert sich an den Regelfällen, daher denke nicht zu kompliziert.

Wenn du wirklich gar keine Ahnung hast, sind Wörter wie „nie“, „immer“, „obligat“ oder Ähnliches kleine **Hinweise für Falschantworten.** Solche Aussagen sind in der Medizin selten zutreffend. Relativierende Antwortmöglichkeiten wie „kann auftreten“ sind wiederum ein Hinweis auf eine mögliche richtige Antwort. Denn wer weiß schon, was nicht alles theoretisch passieren kann?

Beim **Übertragen von Antwortmöglichkeiten** gibt es ebenfalls verschiedene Strategien. Entweder du überträgst direkt nach dem Kreuzen im Frageheft deine Antwortmöglichkeit. Alternativ kannst du in 10er- oder 20er-Blöcken arbeiten oder auch alle Fragen am Ende übertragen. Das ist Geschmackssache und wir empfehlen, verschiedene Strategien in den Generalproben auszuprobieren. Überprüfe jedoch besser doppelt und dreifach, dass du nicht in der Zeile verrutschst.

Ansonsten bleibt noch zu sagen: Lass dich nicht einschüchtern! Du kannst nicht alles wissen. Einige Fragen sind zu sehr detailliertem Fachwissen gestellt, sodass du sie regulär nicht beantworten kannst. Du bist gut vorbereitet und hast viel gelernt. Verlass dich also auf dein Bauchgefühl!

2.3 Mündliche Prüfung

2.3.1 Prüfende und Protokolle

Entscheidend für die mündliche Prüfung ist die Bekanntgabe der Prüfenden. Jede Universität hat in der Regel Prüfprotokolle, in denen ihr nachschauen könnt, was die einzelnen Prüfenden abfragen. Viele davon haben ihre immer wiederkehrenden Lieblingsthemen oder bestimmte Quellen und Werke, auf die regelmäßig verwiesen wird.

Du kannst für die mündliche Prüfung die vegetative Physiologie hintanstellen, wenn deine Prüferin Neurophysiologin ist. Oder du solltest dir die Embryologie nochmals gut anschauen, wenn dein Prüfer in Anatomie ein Embryologe ist. Zum Teil wird auch gern das eigene Forschungsthema oder das selbst geschriebene Lehrbuch abgefragt. Andere Prüfende sind schwer einzuschätzen oder prüfen sogar das erste Mal, sodass man sich nicht auf die Fragen einstellen kann. Generell sollte man genügend Zeit für die Protokolle investieren.

Achtung: Verlasst euch nicht ausschließlich auf Prüfprotokolle! Es kann auch ein Prüfer krank sein und ihr steht dann mit einer euch unbekannten Prüferin da!

2.3.2 Prüfungsinhalte

Anatomie Inhaltlich wird in der mikroskopischen Anatomie mindestens ein histologisches Präparat abgeprüft. In der makroskopischen Anatomie müssen regulär an der Leiche oder an einem Modell Strukturen identifiziert und benannt werden. Bereite dich vor, indem du mit deiner Prüfungsgruppe gemeinsam in den Präpariersaal oder den Histosaal schaust! Embryologie kann jedoch auch Inhalt der Anatomieprüfung sein. Dieser Teil der Anatomie ist sehr komplex und wird von wenigen Professoreninnen und Professoren gefragt. Wenn dein Prüfer in den vergangenen Protokollen keine Embryologie geprüft hat, ist es durchaus vertretbar, die Embryologie bei der Wiederholung auszulassen. Falls dein Prüfer gerne Embryo prüft, dann empfehlen wir, die Zeichnungen von den Keimblättern und wie sich was faltet und verschiebt gut durchzugehen. Das hilft deinem Verständnis und kann durchaus abgeprüft werden.

Physiologie und Biochemie Bei der Physiologie gibt es keine genaueren Vorgaben. Oft muss ein Diagramm gezeichnet werden. In der Regel wird entweder Neurophysiologie **oder** vegetative Physiologie geprüft. In der Biochemie müssen häufig chemische Strukturformeln erkannt oder gezeichnet werden. Übe es, Diagramme, physiologische Zellabläufe und Moleküle zu zeichnen. Hab immer einen Notizzettel in der Nähe, dann kannst du, wenn dir etwas Derartiges gerade beim Lernen unterkommt, eine schnelle Skizze machen.

Arbeite Fragenkataloge mit offenen Fragen durch! Es ist sehr wichtig, dass du ausführlich übst, die Inhalte zu erklären, allein für dich und in deiner Lerngruppe. Oft gibt es offene Fragen zum Üben, auch in dieser Skriptenreihe. Auf den „Jetzt bist du dran!“-Seiten stehen weitere wertvolle Tipps und Anregungen, wie man das Wissen aktiv verstehen und eigenständig wiedergeben kann.

2.3.3 Tipps für die mündliche Prüfung

Meistens werden alle Prüflinge einer Prüfungsgruppe reihum in einem Fach geprüft, sodass man zwischen den Fächern eine kleine Verschnaufpause hat. Dabei bleiben jedoch die Prüflinge alle im Raum. Es ist empfehlenswert, die Prüfungen der Kommiliton*innen aufmerksam zu verfolgen, falls eine Frage weitergereicht oder erneut aufgegriffen wird.

Rede laut und deutlich und vor allem langsam! Lege dir Taktiken zurecht, mit denen du auf andere Themen lenken kannst, die dir besonders gut liegen, zum Beispiel auf die vorherige Frage eingehen oder ein verwandtes Thema ansprechen.

Verhasple dich nicht gleich zu Beginn in Details. Fang lieber mit einem groben **Überblick** an und werde dann detaillierter. Zum einen bringt dir alles Punkte und zum anderen bohren die Prüfenden auch gerne dann noch weiter, wenn du beim Thema Kleinhirn direkt mit den Kernen und motorischen Afferenzen und Efferenzen beginnst.

Auch wenn kein besonderer Dresscode gefordert wird bei der mündlichen Prüfung, so ist ein guter erster Eindruck durchaus relevant. Der Erfahrung nach tragen die meisten Prüflinge geschlechterübergreifend ein Hemd oder eine Bluse. Das ist aber kein Muss. Wichtig ist, dass du dich wohlfühlst. Ein souveränes Auftreten ist für die mündliche Prüfung mit Sicherheit bedeutsamer als die Kleidung. Versuche daher, möglichst ruhig zu bleiben und dich nicht von den Prüfern verunsichern zu lassen. Die meisten sind sehr wohlwollend und du bist top vorbereitet.

2.4 Die Prüfungstage

2.4.1 Vor der Prüfung

Geh lieber früh schlafen vor der Prüfung, damit du ausgeschlafen bist und dich gut konzentrieren kannst!

Frühstücke eine Kleinigkeit und/oder nimm dir einen kleinen Snack (z. B. einen Müsliriegel, Traubenzucker, eine Banane) mit zur Prüfung, genauso wie ausreichend zu Trinken. Die Prüfung geht über mehrere Stunden.

Falls du kurz vor dem Examen unbedingt noch etwas lernen willst, empfehlen wir wichtige Themen, die auch gern gefragt werden. Und speziell vor der schriftlichen Prüfung: einfach kreuzen, kreuzen und noch mal kreuzen.

In der Regel muss die Ladung, ein Personalausweis und ein Bleistift für das schriftliche Physikum mitgebracht werden. Diese Informationen entnimmst du aber am besten deiner Ladung zum Physikum. Dort ist auch die Adresse des Prüfortes angegeben. Manchmal stellt das IMPP auch die Bleistifte. Ein Radiergummi und ein Textmarker sind ebenfalls empfehlenswert. Eine große Trinkflasche außerdem. Wenn du darüber hinaus noch Essen und Getränke mitnehmen möchtest, dann kannst du das auch gerne tun. In der Regel herrscht im schriftlichen Physikum jedoch auch ein gewisser Zeitdruck, sodass du keine langen Essenspausen einplanen kannst.

2.4.2 Zwischen den schriftlichen Prüfungstagen

Du hast die Möglichkeit, an den Prüfungstagen deine Ergebnisse online unter Medi-Learn Examensauswertung mit anderen Prüfungsteilnehmern zu vergleichen, um ein vorläufiges Ergebnis zu erhalten. Diese Ergebnisse werden erst zu einem späteren Zeitpunkt vom IMPP abgeglichen, daher ist es wichtig zu wissen, dass dies vorläufige Lösungen sind. Die richtige Antwortmöglichkeit wird als diejenige, mit der meisten Häufigkeit angegeben und ob du es glaubst oder nicht: Auch Tausende Medizinstudierende können sich irren.

Ob du deine Ergebnisse vom ersten Tag zwischen den beiden Prüfungstagen eingeben möchtest, ist dir überlassen. Hier gibt es kein Richtig oder Falsch! Vorteile können hier sein, dass es deine Nerven beruhigt und dir für die nächsten Prüfungstage eine gewisse Sicherheit gibt, weil du weißt, dass du dir schon einen gewissen „Puffer" zum Bestehen erarbeitet hast. Auf der anderen Seite können Nachteile sein, dass es dich stresst, weil du deine Wunschnote am ersten Tag nicht erreicht hast, weil andere besser gekreuzt haben, und es geht dir kostbare Zeit zum Wiederholen verloren.

2.4.3 Nach der Prüfung

Jetzt darfst du endlich feiern! Du hast nun vier lange Semester und ein intensives Staatsexamen abgeschlossen, worauf du wirklich stolz sein kannst! Du hast die größte Hürde des Medizinstudiums überstanden und es erwartet dich ein spannender neuer Studienabschnitt, der deutlich praxisbezogener ist: die Klinik.

Die offiziellen Ergebnisse der schriftlichen Prüfung und dein gesamtes Physikumszeugnis erhältst du mit der Post wenige Wochen nach der Prüfung. Falls du das Gefühl hattest, dass einzelne Fragen nicht fair zu beantworten waren, weil beispielsweise zwei Antwortmöglichkeiten als richtig zu werten wären, können Fragen auch angefochten werden. Suche dir hierfür am besten eine seriöse Quelle und wende dich entweder eigenständig oder besser in Rücksprache mit dem Semestersprecher an das IMPP. Es werden bei jeder Prüfung im Nachhinein eine Handvoll Fragen aus der Wertung genommen, was sich niemals zum Nachteil der Prüflinge auswirken darf. Hiermit kannst du nur Punkte dazugewinnen.

Und für den Fall, dass es im ersten Anlauf nicht gereicht haben sollte: Lass den Kopf nicht hängen! Das Physikum kann insgesamt dreimal absolviert werden! Schau dir einfach genau an, woran es gelegen hat und wie du es beim nächsten Mal besser machen kannst, dann klappt es beim nächsten Anlauf mit Sicherheit.

Ganz viel Erfolg!

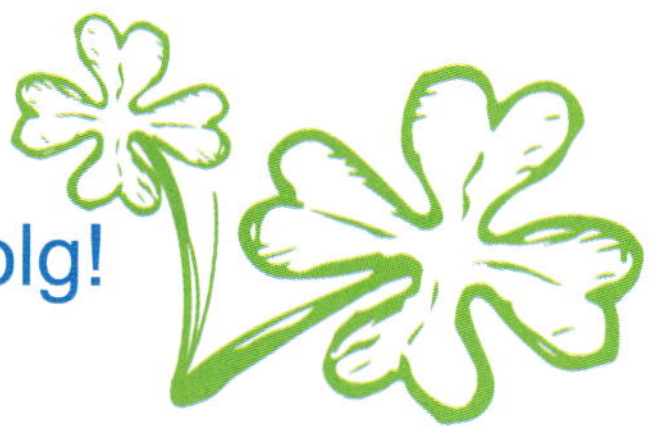

[L307]

KAPITEL

3

Merle Sophie Schenk

Lernpläne

In diesem Kapitel findest du drei Lernpläne:

- Der **50-Tage-Lernplan** schlägt nacheinander Organsysteme vor und schiebt immer wieder Grundlagen ein. Er ist aus 45 Lerntagen und 5 Wiederholungstagen aufgebaut.
- Der **30-Tage-Lernplan** beginnt mit den Grundlagen und geht die einzelnen Hefte der Reihe nach durch. Er ist aus 25 Lerntagen und 5 Wiederholungstagen aufgebaut.
- Falls du deine **eigene Einteilung** entwerfen möchtest, steht am Ende eine Tabelle mit den Heften und Kapiteln, die du selbst ausfüllen kannst.
- Alle Lernpläne haben unten Raum für zusätzliche Notizen.

Wenn du an einem Tag dein Lernpensum nicht schaffst:
Vor allem beim 30-Tage-Lernplan kann es an manchen Tagen (zu) viel sein, sodass du das Gefühl hast, nicht jedes Kapitel in der wünschenswerten Tiefe gelernt zu haben. Hier empfehlen wir dir: Verfolge weiter den Lernplan, kennzeichne diese Kapitel und steige an den Wiederholungstagen hier nochmal ein. Du hast dann den Prüfungsstoff einmal komplett bearbeitet und kannst mit Überblick entscheiden, wo du noch Schwerpunkte setzen möchtest.

Die Vorschläge sind jeweils das Minimum der benötigten Tage und zeigen außerdem nur die Lerntage. **Denk daran, dass du Puffer benötigst** (➤ Kap. 2):

- Lernfreie Tage zum Erholen,
- Reserve, falls du dein Pensum nicht schaffst,
- und möglichst zusätzliche Wiederholungstage zum Schluss.

Lernplan Physikum – 50 Tage

Lern-tag	Vorklinik Finale: Heft, Kapitel	Kreuzen	ge-lesen	ge-lernt	wieder-holt	Notizen
1	**Heft 25 Medizinstudium: Lernen, Organisation, Physikum** 1 How to … Vorklinik 2 How to … Physikum 3 Lernpläne 4 Kreuzen *Erstelle deinen persönlichen Lern- und Kreuzplan!* **Heft 1 Soziale Interaktion & Wissenschaftliches Arbeiten** 4 Messen und Rechnen 5 Methodische Grundlagen	Probeexamen Tag 1				
2	**Heft 17 Herz-Kreislauf-System** 1 Aufbau des Herzens 2 Nerven und Gefäße der Brusteingeweide 3 Physiologie des Herzens	Probeexamen Tag 2				
3	**Heft 17 Herz-Kreislauf-System** 4 Anatomie und Physiologie des Kreislaufsystems **Heft 16 Lunge und Atmung** 1 Entwicklung von Pleuraperikardhöhle, Herz und Schlundbogenarterien 2 Anatomie der Atmungsorgane	Kreuzen z. B. nach Vorschlag in Kap. 4				
4	**Heft 16 Lunge und Atmung** 3 Mechanik des Kreislaufsystems 4 Atmung 5 Gasaustausch	Kreuzen z. B. nach Vorschlag in Kap. 4				
5	**Heft 18 Blut und Immunsystem** 1 Blut und Blutplasma 2 Erythrozyten, Hämoglobin & Sauerstofftransport 3 Thrombozyten, Hämostase und Fibrinolyse	Kreuzen z. B. nach Vorschlag in Kap. 4				
6	**Heft 18 Blut und Immunsystem** 4 Leukozyten und Immunsystem	Kreuzen z. B. nach Vorschlag in Kap. 4				
7	**Heft 04 Biomoleküle** 1 Kohlenhydrate 2 Aminosäuren, Peptide, Proteine 3 Fettsäuren, Lipide	Kreuzen z. B. nach Vorschlag in Kap. 4				
8	**Heft 04 Biomoleküle** 4 Nukleinsäuren, Nukleotide, Chromatin 5 Vitamine und Co-Enzyme 6 Thermodynamik und Kinetik	Kreuzen z. B. nach Vorschlag in Kap. 4				
9	**Heft 19 Gastrointestinaltrakt** 1 Mundhöhle, Rachen, Speiseröhre 2 Magen-Darm-Trakt 3 Organe des Magen-Darm-Kanals	Kreuzen z. B. nach Vorschlag in Kap. 4				
10	**Heft 19 Gastrointestinaltrakt** 4 Leber, Gallenblase und Pankreas 5 Blutgefäße, Lymphgefäße, vegetative Innervation	Kreuzen z. B. nach Vorschlag in Kap. 4				
11	**Heft 20 Verdauung und Abbau von Nährstoffen** 1 Ökologie, Energie- und Wärmehaushalt 2 Nahrungsaufnahme 3 Abbau der Kohlenhydrate	Kreuzen z. B. nach Vorschlag in Kap. 4				
12	**Heft 20 Verdauung und Abbau von Nährstoffen** 4 Fettsäureabbau und Ketonkörperstoffwechsel 5 Aminosäurestoffwechsel und Harnstoffzyklus	Kreuzen z. B. nach Vorschlag in Kap. 4				

Lern-tag	Vorklinik Finale: Heft, Kapitel	Kreuzen	ge-lesen	ge-lernt	wieder-holt	Notizen
13	**Heft 21 Energiestoffwechsel & Anabole Stoffwechselwege** 1 Citratzyklus und Atmungskette 2 Gluconeogenese und Glykogenstoffwechsel	Kreuzen z. B. nach Vorschlag in Kap. 4				
14	**Heft 21 Energiestoffwechsel & Anabole Stoffwechselwege** 3 Lipidsynthese 4 Nukleotidstoffwechsel	Kreuzen z. B. nach Vorschlag in Kap. 4				
15	**Heft 21 Energiestoffwechsel & Anabole Stoffwechselwege** 5 Stoffwechsel der Leber 6 Fettgewebe	Kreuzen z. B. nach Vorschlag in Kap. 4				
16	**Heft 5 Zellbiologie, Allgemeine Histologie & Mikrobiologie** 1 Zellen, Organellen 2 Transportprozesse 3 Signaltransduktion	Kreuzen z. B. nach Vorschlag in Kap. 4				
17	**Heft 5 Zellbiologie, Allgemeine Histologie & Mikrobiologie** 4 Zellzyklus, Zellteilung, Zelltod 5 Histologische Methoden und allgemeine Gewebelehre 6 Gewebe 7 Mikrobiologie	Kreuzen z. B. nach Vorschlag in Kap. 4				
18	**Heft 22 Harnorgane und Elektrolythaushalt** 1 Harnorgane 2 Nierenfunktion	Kreuzen z. B. nach Vorschlag in Kap. 4				
19	**Heft 22 Harnorgane und Elektrolythaushalt** 3 Säure-Basen-Reaktionen 4 Säure-Basen-Haushalt 5 Wasser- und Elektrolythaushalt **Heft 23 Endokrines System** 1 Endokrines System	Kreuzen z. B. nach Vorschlag in Kap. 4				
20	**Heft 23 Endokrines System** 2 Epiphyse 3 Hypothalmus-Hypophysen-System 4 Endokrines Pankreas 5 Schilddrüse 6 Nebenschilddrüsen	Kreuzen z. B. nach Vorschlag in Kap. 4				
21	**Heft 23 Endokrines System** 7 Endokrine Funktionen der Niere 8 Nebenniere 9 Diffuses neuroendokrines System (DNES) 10 Gewebshormone	Kreuzen z. B. nach Vorschlag in Kap. 4				
22	**Heft 24 Geschlechtsorgane und Reproduktion** 1 Entwicklung der Geschlechtsorgane 2 Weibliche Geschlechtsorgane 3 Männliche Geschlechtsorgane	Kreuzen z. B. nach Vorschlag in Kap. 4				
23	**Heft 24 Geschlechtsorgane und Reproduktion** 4 Angewandte und topografische Anatomie 5 Blutgefäße, Lymphgefäße, vegetative Innervation 6 Sexualhormone	Kreuzen z. B. nach Vorschlag in Kap. 4				

Lern-tag	Vorklinik Finale: Heft, Kapitel	Kreuzen	ge-lesen	ge-lernt	wieder-holt	Notizen
24	**Heft 24 Geschlechtsorgane und Reproduktion** 7 Sexualität und Reproduktion 8 Schwangerschaft und Geburt **Heft 6 Molekularbiologie, Meiose & Embryologie** 1 Enzyme	Kreuzen z. B. nach Vorschlag in Kap. 4				
25	**Heft 6 Molekularbiologie, Meiose & Embryologie** 2 DNA-Replikation und -Transkription 3 Translation und Proteinprozessierung 4 Biochemische Verfahren	Kreuzen z. B. nach Vorschlag in Kap. 4				
26	**Heft 6 Molekularbiologie, Meiose & Embryologie** 5 Vererbungslehre 6 Meiose und Entwicklung der Gameten 7 Embryologie	Kreuzen z. B. nach Vorschlag in Kap. 4				
27	**Heft 7 Bewegungsapparat 1** 1 Allgemeine Anatomie 2 Binde- und Stützgewebe **Heft 9 Motorik und Bewegungsabläufe** 1 Bewegungslehre 2 Muskeltypen	Kreuzen z. B. nach Vorschlag in Kap. 4				
28	**Heft 7 Bewegungsapparat 1** 3 Obere Extremität	Kreuzen z. B. nach Vorschlag in Kap. 4				
29	**Heft 8 Bewegungsapparat 2** 1 Untere Extremität 2 Leibeswand	Kreuzen z. B. nach Vorschlag in Kap. 4				
30	**Heft 9 Motorik und Bewegungsabläufe** 3 Motorik 4 Rückenmark und Reflexe 5 Bewegungsabläufe im ZNS 6 Arbeits- und Leistungsphysiologie	Kreuzen z. B. nach Vorschlag in Kap. 4				
31	**Heft 10 Kopf und Hals** 1 Entwicklung von Kopf und Hals 2 Schädel, Muskulatur, Kopf- und Halseingeweide	Kreuzen z. B. nach Vorschlag in Kap. 4				
32	**Heft 10 Kopf und Hals** 3 Hirn- und Halsnerven, vegetative Innervation 4 Arterien, Venen. Lymphsystem 5 Angewandte und topografische Anatomie	Kreuzen z. B. nach Vorschlag in Kap. 4				
33	**Heft 11 Nervensystem** 1 Nervengewebe 2 Gliederung des Nervensystems	Kreuzen z. B. nach Vorschlag in Kap. 4				
34	**Heft 11 Nervensystem** 3 Funktionsprinzipien des Nervensystems 4 Neurotransmitter und Rezeptoren	Kreuzen z. B. nach Vorschlag in Kap. 4				
35	**Heft 11 Nervensystem** 5 Vegetatives Nervensystem **Heft 12 Zentralnervensystem** 1 Entwicklung des Zentralnervensystems	Kreuzen z. B. nach Vorschlag in Kap. 4				
36	**Heft 12 Zentralnervensystem** 2 Encephalon 3 Stammhirn	Kreuzen z. B. nach Vorschlag in Kap. 4				

Lern-tag	Vorklinik Finale: Heft, Kapitel	Kreuzen	ge-lesen	ge-lernt	wieder-holt	Notizen
37	**Heft 12 Zentralnervensystem** 4 Rückenmark, Systeme und Bahnen 5 Liquorräume und Meningen 6 Gefäßversorgung und Topografie des ZNS	Kreuzen z. B. nach Vorschlag in Kap. 4				
38	**Heft 13 Bewusstsein, Corticale Interaktion & Therapiemethoden** 1 Bewusstsein und corticale Interaktion 2 Therapiemethoden und ihre Grundlagen	Kreuzen z. B. nach Vorschlag in Kap. 4				
39	**Heft 14 Sinnesorgane 1** 1 Schwingung, Wellen, Akustik 2 Hör- und Gleichgewichtsorgan 3 Hörvorgang und Gleichgewichtssinn 4 Haut und Hautanhangsgebilde 5 Somatoviszerale Sensorik	Kreuzen z. B. nach Vorschlag in Kap. 4				
40	**Heft 15 Sinnesorgane 2** 1 Optik 2 Sehorgan 3 Sehen 4 Chemische Sinne	Kreuzen z. B. nach Vorschlag in Kap. 4				
41	**Heft 1 Soziale Interaktion & Wissenschaftliches Arbeiten** 1 Individuum, Gesellschaft, Normen 2 Arzt und Patient 3 Gesundheitssystem	Kreuzen z. B. nach Vorschlag in Kap. 4				
42	**Heft 2 Atome und Naturgesetze** 1 Struktur der Materie 2 Mineralstoffe und Spurenelemente 3 Wärmelehre	Kreuzen z. B. nach Vorschlag in Kap. 4				
43	**Heft 2 Atome und Naturgesetze** 4 Elektrizität und Magnetismus 5 Ionisierende Strahlung	Kreuzen z. B. nach Vorschlag in Kap. 4				
44	**Heft 3 Moleküle und Stoffumwandlungen** 1 Chemische Bindung 2 Stereochemie	Kreuzen z. B. nach Vorschlag in Kap. 4				
45	**Heft 3 Moleküle und Stoffumwandlungen** 3 Funktionelle Gruppen und Stoffklassen 4 Stoffumwandlungen/chemische Reaktionen	Kreuzen z. B. nach Vorschlag in Kap. 4				
46	Wiederholung	1. Generalprobe Tag 1				
47	Wiederholung	1. Generalprobe Tag 2				
48	Wiederholung	2. Generalprobe Tag 1				
49	Wiederholung	2. Generalprobe Tag 2				
50	Wiederholung	Falschfragen wiederholen				

Lernplan Physikum Intensiv – 30 Tage

Lerntag	Vorklinik Finale: Heft, Kapitel	Kreuzen	gelesen	gelernt	wiederholt	Notizen
1	**Heft 25 Medizinstudium: Lernen, Organisation, Physikum** 1 How To… Vorklinik 2 How To… Physikum 3 Lernpläne *Erstelle deinen persönlichen Lern- und Kreuzplan!* **Heft 1 Soziale Interaktion & Wissenschaftliches Arbeiten** 1 Individuum, Gesellschaft, Normen 2 Arzt und Patient 3 Gesundheitssystem	Probeexamen Tag 1				
2	**Heft 1 Soziale Interaktion & Wissenschaftliches Arbeiten** 4 Messen und Rechnen 5 Methodische Grundlagen	Probeexamen Tag 2				
3	**Heft 2 Atome und Naturgesetze** 1 Struktur der Materie 2 Mineralstoffe und Spurenelemente 3 Wärmelehre 4 Elektrizität und Magnetismus 5 Ionisierende Strahlung	Kreuzen z. B. nach Vorschlag in Kap. 4				
4	**Heft 3 Moleküle und Stoffumwandlungen** 1 Chemische Bindung 2 Stereochemie 3 Funktionelle Gruppen und Stoffklassen 4 Stoffumwandlungen/chemische Reaktionen	Kreuzen z. B. nach Vorschlag in Kap. 4				
5	**Heft 4 Biomoleküle** 1 Kohlenhydrate 2 Aminosäuren, Peptide, Proteine 3 Fettsäuren, Lipide 4 Nukleinsäuren, Nukleotide, Chromatin 5 Vitamine und Co-Enzyme 6 Thermodynamik und Kinetik	Kreuzen z. B. nach Vorschlag in Kap. 4				
6	**Heft 5 Zellbiologie, Allgemeine Histologie & Mikrobiologie** 1 Zellen, Organellen 2 Transportprozesse 3 Signaltransduktion 4 Zellzyklus, Zellteilung, Zelltod 5 Histologische Methoden und allgemeine Gewebelehre 6 Gewebe 7 Mikrobiologie	Kreuzen z. B. nach Vorschlag in Kap. 4				
7	**Heft 6 Molekularbiologie, Meiose & Embryologie** 1 Enzyme 2 DNA-Replikation und -Transkription 3 Translation und Proteinprozessierung 4 Biochemische Verfahren 5 Vererbungslehre 6 Meiose und Entwicklung der Gameten 7 Embryologie	Kreuzen z. B. nach Vorschlag in Kap. 4				
8	**Heft 7 Bewegungsapparat 1** 1 Allgemeine Anatomie 2 Binde- und Stützgewebe 3 Obere Extremität	Kreuzen z. B. nach Vorschlag in Kap. 4				
9	**Heft 8 Bewegungsapparat 2** 1 Untere Extremität 2 Leibeswand	Kreuzen z. B. nach Vorschlag in Kap. 4				

Lern-tag	Vorklinik Finale: Heft, Kapitel	Kreuzen	ge-lesen	ge-lernt	wieder-holt	Notizen
10	**Heft 9 Motorik und Bewegungsabläufe** 1 Bewegungslehre 2 Muskeltypen 3 Motorik 4 Rückenmark und Reflexe 5 Bewegungsabläufe im ZNS 6 Arbeits- und Leistungsphysiologie	Kreuzen z. B. nach Vorschlag in Kap. 4				
11	**Heft 10 Kopf und Hals** 1 Entwicklung von Kopf und Hals 2 Schädel, Muskulatur, Kopf- und Halseingeweide 3 Hirn- und Halsnerven, vegetative Innervation 4 Arterien, Venen. Lymphsystem 5 Angewandte und topografische Anatomie	Kreuzen z. B. nach Vorschlag in Kap. 4				
12	**Heft 11 Nervensystem** 1 Nervengewebe 2 Gliederung des Nervensystems 3 Funktionsprinzipien des Nervensystems 4 Neurotransmitter und Rezeptoren 5 Vegetatives Nervensystem	Kreuzen z. B. nach Vorschlag in Kap. 4				
13	**Heft 12 Zentralnervensystem** 1 Entwicklung des Zentralnervensystems 2 Encephalon 3 Stammhirn 4 Rückenmark, Systeme und Bahnen 5 Liquorräume und Meningen 6 Gefäßversorgung und Topografie des ZNS	Kreuzen z. B. nach Vorschlag in Kap. 4				
14	**Heft 13 Bewusstsein, Corticale Interaktion & Therapiemethoden** 1 Bewusstsein und corticale Interaktion 2 Therapiemethoden und ihre Grundlagen	Kreuzen z. B. nach Vorschlag in Kap. 4				
15	**Heft 14 Sinnesorgane 1** 1 Schwingung, Wellen, Akustik 2 Hör- und Gleichgewichtsorgan 3 Hörvorgang und Gleichgewichtssinn 4 Haut und Hautanhangsgebilde 5 Somatoviszerale Sensorik	Kreuzen z. B. nach Vorschlag in Kap. 4				
16	**Heft 15 Sinnesorgane 2** 1 Optik 2 Sehorgan 3 Sehen 4 Chemische Sinne	Kreuzen z. B. nach Vorschlag in Kap. 4				
17	**Heft 16 Lunge und Atmung** 1 Entwicklung von Pleuraperikardhöhle, Herz und Schlundbogenarterien 2 Anatomie der Atmungsorgane 3 Mechanik des Kreislaufsystems 4 Atemung 5 Gasaustausch	Kreuzen z. B. nach Vorschlag in Kap. 4				
18	**Heft 17 Herz-Kreislauf-System** 1 Aufbau des Herzens 2 Nerven und Gefäße der Brusteingeweide 3 Physiologie des Herzens 4 Anatomie und Physiologie des Kreislaufsystems	Kreuzen z. B. nach Vorschlag in Kap. 4				
19	**Heft 18 Blut und Immunsystem** 1 Blut und Blutplasma 2 Erythrozyten, Hämoglobin & Sauerstofftransport 3 Thrombozyten, Hämostase und Fibrinolyse 4 Leukozyten und Immunsystem	Kreuzen z. B. nach Vorschlag in Kap. 4				

Lerntag	Vorklinik Finale: Heft, Kapitel	Kreuzen	gelesen	gelernt	wiederholt	Notizen
20	**Heft 19 Gastrointestinaltrakt** 1 Mundhöhle, Rachen, Speiseröhre 2 Magen-Darm-Trakt 3 Organe des Magen-Darm-Kanals 4 Leber, Gallenblase und Pankreas 5 Blutgefäße, Lymphgefäße, vegetative Innervation	Kreuzen z. B. nach Vorschlag in Kap. 4				
21	**Heft 20 Verdauung und Abbau von Nährstoffen** 1 Ökologie, Energie- und Wärmehaushalt 2 Nahrungsaufnahme 3 Abbau der Kohlenhydrate 4 Fettsäureabbau und Ketonkörperstoffwechsel 5 Aminosäurestoffwechsel und Harnstoffzyklus	Kreuzen z. B. nach Vorschlag in Kap. 4				
22	**Heft 21 Energiestoffwechsel & Anabole Stoffwechselwege** 1 Citratzyklus und Atmungskette 2 Gluconeogenese und Glykogenstoffwechsel 3 Lipidsynthese 4 Nukleotidstoffwechsel 5 Stoffwechsel der Leber 6 Fettgewebe	Kreuzen z. B. nach Vorschlag in Kap. 4				
23	**Heft 22 Harnorgane und Elektrolythaushalt** 1 Harnorgane 2 Nierenfunktion 3 Säure-Basen-Reaktionen 4 Säure-Basen-Haushalt 5 Wasser- und Elektrolythaushalt	Kreuzen z. B. nach Vorschlag in Kap. 4				
24	**Heft 23 Endokrines System** 1 Endokrines System 2 Epiphyse 3 Hypothalmus-Hypophysen-System 4 Endokrines Pankreas 5 Schilddrüse 6 Nebenschilddrüsen 7 Endokrine Funktionen der Niere 8 Nebenniere 9 Diffuses neuroendokrines System (DNES) 10 Gewebshormone	Kreuzen z. B. nach Vorschlag in Kap. 4				
25	**Heft 24 Geschlechtsorgane und Reproduktion** 1 Entwicklung der Geschlechtsorgane 2 Weibliche Geschlechtsorgane 3 Männliche Geschlechtsorgane 4 Angewandte und topografische Anatomie 5 Blutgefäße, Lymphgefäße, vegetative Innervation 6 Sexualhormone 7 Sexualität und Reproduktion 8 Schwangerschaft und Geburt	Kreuzen z. B. nach Vorschlag in Kap. 4				
26	Wiederholung	1. Generalprobe Tag 1				
27	Wiederholung	1. Generalprobe Tag 2				
28	Wiederholung	2. Generalprobe Tag 1				
29	Wiederholung	2. Generalprobe Tag 2				

Lern-tag	Vorklinik Finale: Heft, Kapitel	Kreuzen	ge-lesen	ge-lernt	wieder-holt	Notizen
30	Wiederholung	Falschfragen wiederholen				

Lernplan Physikum – für eigene Einteilung

Lern-tag	Vorklinik Finale: Heft, Kapitel	Kreuzen	ge-lesen	ge-lernt	wieder-holt	Notizen
		Probeexamen Tag 1				
		Probeexamen Tag 2				
	Heft 25 Medizinstudium: Lernen, Organisation, Physikum 1 How To… Vorklinik 2 How To… Physikum 3 Lernpläne *Erstelle deinen persönlichen Lern- und Kreuzplan!*					
	Heft 1 Soziale Interaktion & Wissenschaftliches Arbeiten 1 Individuum, Gesellschaft, Normen 2 Arzt und Patient 3 Gesundheitssystem 4 Messen und Rechnen 5 Methodische Grundlagen					
	Heft 2 Atome und Naturgesetze 1 Struktur der Materie 2 Mineralstoffe und Spurenelemente 3 Wärmelehre 4 Elektrizität und Magnetismus 5 Ionisierende Strahlung					
	Heft 3 Moleküle und Stoffumwandlungen 1 Chemische Bindung 2 Stereochemie 3 Funktionelle Gruppen und Stoffklassen 4 Stoffumwandlungen/chemische Reaktionen					
	Heft 4 Biomoleküle 1 Kohlenhydrate 2 Aminosäuren, Peptide, Proteine 3 Fettsäuren, Lipide 4 Nukleinsäuren, Nukleotide, Chromatin 5 Vitamine und Co-Enzyme 6 Thermodynamik und Kinetik					
	Heft 5 Zellbiologie, Allgemeine Histologie & Mikrobiologie 1 Zellen, Organellen 2 Transportprozesse 3 Signaltransduktion 4 Zellzyklus, Zellteilung, Zelltod 5 Histologische Methoden und allgemeine Gewebelehre 6 Gewebe 7 Mikrobiologie					
	Heft 6 Molekularbiologie, Meiose & Embryologie 1 Enzyme 2 DNA-Replikation und -Transkription 3 Translation und Proteinprozessierung 4 Biochemische Verfahren 5 Vererbungslehre 6 Meiose und Entwicklung der Gameten 7 Embryologie					

Lern-tag	Vorklinik Finale: Heft, Kapitel	Kreuzen	ge-lesen	ge-lernt	wieder-holt	Notizen
	Heft 7 Bewegungsapparat 1 1 Allgemeine Anatomie 2 Binde- und Stützgewebe 3 Obere Extremität					
	Heft 8 Bewegungsapparat 2 1 Untere Extremität 2 Leibeswand					
	Heft 9 Motorik und Bewegungsabläufe 1 Bewegungslehre 2 Muskeltypen 3 Motorik 4 Rückenmark und Reflexe 5 Bewegungsabläufe im ZNS 6 Arbeits- und Leistungsphysiologie					
	Heft 10 Kopf und Hals 1 Entwicklung von Kopf und Hals 2 Schädel, Muskulatur, Kopf- und Halseingeweide 3 Hirn- und Halsnerven, vegetative Innervation 4 Arterien, Venen. Lymphsystem 5 Angewandte und topografische Anatomie					
	Heft 11 Nervensystem 1 Nervengewebe 2 Gliederung des Nervensystems 3 Funktionsprinzipien des Nervensystems 4 Neurotransmitter und Rezeptoren 5 Vegetatives Nervensystem					
	Heft 12 Zentralnervensystem 1 Entwicklung des Zentralnervensystems 2 Encephalon 3 Stammhirn 4 Rückenmark, Systeme und Bahnen 5 Liquorräume und Meningen 6 Gefäßversorgung und Topografie des ZNS					
	Heft 13 Bewusstsein, Corticale Interaktion & Therapiemethoden 1 Bewusstsein und corticale Interaktion 2 Therapiemethoden und ihre Grundlagen					
	Heft 14 Sinnesorgane 1 1 Schwingung, Wellen, Akustik 2 Hör- und Gleichgewichtsorgan 3 Hörvorgang und Gleichgewichtssinn 4 Haut und Hautanhangsgebilde 5 Somatoviszerale Sensorik					
	Heft 15 Sinnesorgane 2 1 Optik 2 Sehorgan 3 Sehen 4 Chemische Sinne					
	Heft 16 Lunge und Atmung 1 Entwicklung von Pleuraperikardhöhle, Herz und Schlundbogenarterien 2 Anatomie der Atmungsorgane 3 Mechanik des Kreislaufsystems 4 Atemung 5 Gasaustausch					

Lern-tag	Vorklinik Finale: Heft, Kapitel	Kreuzen	ge-lesen	ge-lernt	wieder-holt	Notizen
	Heft 17 Herz-Kreislauf-System 1 Aufbau des Herzens 2 Nerven und Gefäße der Brusteingeweide 3 Physiologie des Herzens 4 Anatomie und Physiologie des Kreislaufsystems					
	Heft 18 Blut und Immunsystem 1 Blut und Blutplasma 2 Erythrozyten, Hämoglobin & Sauerstofftransport 3 Thrombozyten, Hämostase und Fibrinolyse 4 Leukozyten und Immunsystem					
	Heft 19 Gastrointestinaltrakt 1 Mundhöhle, Rachen, Speiseröhre 2 Magen-Darm-Trakt 3 Organe des Magen-Darm-Kanals 4 Leber, Gallenblase und Pankreas 5 Blutgefäße, Lymphgefäße, vegetative Innervation					
	Heft 20 Verdauung und Abbau von Nährstoffen 1 Ökologie, Energie- und Wärmehaushalt 2 Nahrungsaufnahme 3 Abbau der Kohlenhydrate 4 Fettsäureabbau und Ketonkörperstoffwechsel 5 Aminosäurestoffwechsel und Harnstoffzyklus					
	Heft 21 Energiestoffwechsel & Anabole Stoffwechselwege 1 Citratzyklus und Atmungskette 2 Gluconeogenese und Glykogenstoffwechsel 3 Lipidsynthese 4 Nukleotidstoffwechsel 5 Stoffwechsel der Leber 6 Fettgewebe					
	Heft 22 Harnorgane und Elektrolythaushalt 1 Harnorgane 2 Nierenfunktion 3 Säure-Basen-Reaktionen 4 Säure-Basen-Haushalt 5 Wasser- und Elektrolythaushalt					
	Heft 23 Endokrines System 1 Endokrines System 2 Epiphyse 3 Hypothalmus-Hypophysen-System 4 Endokrines Pankreas 5 Schilddrüse 6 Nebenschilddrüsen 7 Endokrine Funktionen der Niere 8 Nebenniere 9 Diffuses neuroendokrines System (DNES) 10 Gewebshormone					
	Heft 24 Geschlechtsorgane und Reproduktion 1 Entwicklung der Geschlechtsorgane 2 Weibliche Geschlechtsorgane 3 Männliche Geschlechtsorgane 4 Angewandte und topografische Anatomie 5 Blutgefäße, Lymphgefäße, vegetative Innervation 6 Sexualhormone 7 Sexualität und Reproduktion 8 Schwangerschaft und Geburt					

Lern-tag	Vorklinik Finale: Heft, Kapitel	Kreuzen	ge-lesen	ge-lernt	wieder-holt	Notizen
	Wiederholung	1. Generalprobe Tag 1				
	Wiederholung	1. Generalprobe Tag 2				
	Wiederholung	2. Generalprobe Tag 1				
	Wiederholung	2. Generalprobe Tag 2				
	Wiederholung	Falschfragen wiederholen				

KAPITEL

4 Kreuzen

Bitte lies unbedingt zuerst in den Kapiteln „How To … Physikum" (➤ Kap. 2) und „Lernpläne" (➤ Kap. 3) nach, wie du deinen Lern- und Kreuzplan aufbauen solltest. Anschließend findest du hier Vorschläge, wie du begleitend zum Lernen kreuzen kannst.

Zwei Anbieter stellen aktuell IMPP-Fragen online zur Verfügung, *AMBOSS* und *examen online*. Dabei handelt es sich jeweils um die offiziellen IMPP-Fragen, es sind also auf beiden Plattformen die gleichen Fragen enthalten. Die weitere Aufbereitung, z. B. Einteilung der Fragen, Kommentare, Tipps, Funktionalitäten usw., sind dann spezifisch für die jeweilige Plattform, aber im Prinzip ähnlich. Meist stellt deine Universität einen Zugang bereit, bei dem du ggf. während der Prüfungsvorbereitung das Volumen der nutzbaren Fragen selbst erweitern musst.

4.1 Filter nutzen

Mit Filtern selektierst du aus dem großen Pool der Prüfungsfragen die für dich passenden aus. Bisher bietet keine der Plattformen eine passende Aufteilung nach Organen an, aber du kannst dir ganz einfach die Fragen selbst zusammenstellen. Dafür brauchst du nur wenige Filter:

- **Examen:** Entsprechend den Prüfungsterminen gibt es pro Jahr zwei Fragensets, jeweils eines für das Frühjahr und eines für den Herbst. Außerdem kannst du Tag 1 und/oder Tag 2 auswählen.
- **Fächer:** Die Fragen liegen eingeteilt nach Fächern vor. Bei *examen online* findest du in weiteren Ebenen eine sehr detaillierte Zuordnung zu kleineren Themenbereichen, bei *AMBOSS* ist die Einteilung allgemeiner gehalten mit einer weiteren Ebene für die großen Fächer.
- **Bearbeitungsstand:** Hier kannst du auswählen, ob du nur unbearbeitete, falsch gekreuzte, geratene Fragen usw. sehen möchtest.

Es gibt viele weitere Filter und Einstellungen, die auf den Plattformen gut erklärt werden. Wir empfehlen dir, dich einmal gründlich durchzuklicken, dann kannst du alles auf deine Bedürfnisse einstellen.

4.2 Examen auswählen

Meist werden die letzten 10 Examen zur Prüfungsvorbereitung genutzt:

- Die beiden aktuellsten für die Generalproben kurz vor dem Physikum,
- das folgende für die Selbsteinschätzung zu Beginn des Lernens,
- die restlichen 7 Examen zum Kreuzen während des Lernens.

Die folgende Tabelle enthält ein Beispiel für die Prüfungsvorbereitung für Frühjahr 2024 und eine leere Spalte für dich zum Ausfüllen, falls du auf ein anderes Examen lernst.

Auswahl der Examen, Beispiel für Prüfungsvorbereitung für Frühjahr 2024.
„F" steht jeweils für das Frühjahrsexamen, „H" für das Examen im Herbst.

Prüfungsfragen aus Examen	Deine Auswahl	Verwendung
F2024		Das Ziel!
H2023		Generalprobe
F2023		Generalprobe
H2022		Selbsteinschätzung
F2022		Lernen & Kreuzen
H2021		Lernen & Kreuzen
F2021		Lernen & Kreuzen
H2020		Lernen & Kreuzen
F2020		Lernen & Kreuzen
H2019		Lernen & Kreuzen
F2019		Lernen & Kreuzen

4.3 Bearbeitungsstand

Filtere unbedingt nach **unbearbeiteten Fragen!** Zum einen sind die Fragen teils mehreren Kategorien zugeordnet und du würdest sie doppelt bearbeiten. Mit dem Filter nach unbearbeiteten Fragen kommen sie nur einmal. Zum anderen kannst du sicherstellen, dass du keine Fragen vergessen hast, indem du am Ende prüfst, ob es in deinen Übungsexamen noch unbearbeitete Fragen gibt.

Außerdem kannst du nach Bedarf zusätzliche Durchgänge machen, z. B. mit Fragen, die du falsch beantwortet oder geraten hast.

4.4 Kreuzpläne

Hier sind Vorschläge, wie du passend zu den Lernplänen (➤ Kap. 3) kreuzen kannst. Im Sinne der Lernspirale bzw. um gleich eine Wiederholung einzubauen, sind die Vorschläge so aufgebaut, dass du überwiegend zu bereits gelernten Inhalten kreuzt. Vereinzelt und vor allem am Anfang wirst du auch Fragen erhalten, deren Inhalt du noch nicht im Vorklinik Finale gelernt hast. Lass dich nicht entmutigen, wenn du nicht alles weißt, das ist normal! Über die Lerntage wirst du dich immer weiter verbessern.

So stellst du die Fragen zusammen:

- Wähle die passenden Examen, z. B. die in ➤ Kap. 4.2 identifizierten 7 Examen.
- Wähle die Fächer entsprechend der passenden Liste unten, achte auf die vorgegebene Reihenfolge.
- Aktiviere den Filter „unbearbeitete Fragen“.
- Bearbeite jeden Tag ca. 50 Fragen (für den 50-Tages-Plan) oder ca. 100 Fragen (für den 30-Tages-Plan).

Du wirst manchmal 2 Themen am Tag bearbeiten und manchmal 3 Tage für ein Thema benötigen, je nachdem wie viele Fragen es dazu gibt. Bleib dran und arbeite die Themen **der Reihe nach** ab!

Anpassung: Wenn du Lerntage oder Anzahl der Examen anders wählen möchtest, kannst du die Anzahl der Fragen pro Tag einfach ausrechnen:

$$\text{Fragen pro Tag} = \frac{\text{Anzahl Examen} \times 320}{\text{Anzahl der Tage}}$$

Denk unbedingt daran, Zeit und Examen für die Selbsteinschätzung und die Generalproben einzuplanen!

Kreuzen zum 50-Tage-Lernplan *(AMBOSS)*

Kreuzen zum Lernplan Physikum – 50 Tage – *AMBOSS* – ca. 50 Fragen pro Tag

Wichtiger Hinweis: Achte darauf, jeden Tag die entsprechende Anzahl Fragen zu bearbeiten und halte die Reihenfolge laut Tabelle ein!

Lerntag	Inhalte	Fertig	Bemerkungen (z. B. Themen wiederholen)
1	Selbsteinschätzung 1. Tag		
2	Selbsteinschätzung 2. Tag		
3–45	Soziologie		
	Biochemie – Grundlagen der Biochemie		
	Biochemie – Stoffwechselbiochemie		
	Biologie		
	Physiologie – Grundlagen der Physiologie		
	Mikrobiologie und Virologie		
	Anatomie – Histologie		
	Biochemie – Spezielle Biochemie übergeordneter Systeme		
	Physiologie – Stoffwechselphysiologie		
	Biochemie – Spezielle Biochemie der Organe		

Kreuzen zum Lernplan Physikum – 50 Tage – *AMBOSS* – ca. 50 Fragen pro Tag *(Forts.)*

Wichtiger Hinweis: Achte darauf, jeden Tag die entsprechende Anzahl Fragen zu bearbeiten und halte die Reihenfolge laut Tabelle ein!

Lerntag	Inhalte	Fertig	Bemerkungen (z. B. Themen wiederholen)
3–45 *(Forts.)*	Biochemie – Biochemie genetischer Informationen		
	Anatomie – Embryologie		
	Anatomie – Grundlagen der Anatomie		
	Biochemie – Spezielle Biochemie der Gewebe		
	Physiologie – Vegetative Physiologie		
	Anatomie – Makroskopische Anatomie		
	Anatomie – Topographische Anatomie		
	Biochemie – Signaltransduktion		
	Physiologie – Neurophysiologie		
	Psychologie		
	Anatomie – Neuroanatomie		
	Physiologie – Sinnesphysiologie		

Kreuzen zum Lernplan Physikum – 50 Tage – *AMBOSS* – ca. 50 Fragen pro Tag *(Forts.)*

Wichtiger Hinweis: Achte darauf, jeden Tag die entsprechende Anzahl Fragen zu bearbeiten und halte die Reihenfolge laut Tabelle ein!

Lerntag	Inhalte	Fertig	Bemerkungen (z. B. Themen wiederholen)
3–45 *(Forts.)*	Physik		
	Chemie		
	Unbearbeitete Fragen (alle 7 Examen, alle Themen)		
46	Generalprobe 1, Tag 1		
47	Generalprobe 1, Tag 2		
48	Generalprobe 2, Tag 1		
49	Generalprobe 2, Tag 2		
50	Falschfragen wiederholen		

Kreuzen zum 50-Tage-Lernplan *(examen online)*

Kreuzen zum Lernplan Physikum – 50 Tage – *examen online* – ca. 50 Fragen pro Tag

Wichtiger Hinweis: Du benötigst zum Lernen und Kreuzen für die Hefte unterschiedlich viele Tage, lass dich nicht irritieren! Die Lerntage wurden ergänzt, um die lange Tabelle etwas übersichtlicher zu halten, aber sie entsprechen **nicht** den Kreuztagen! Achte darauf, jeden Tag die entsprechende Anzahl Fragen zu bearbeiten und halte die Reihenfolge laut Tabelle ein!

Lerntag	Inhalte	Fertig	Bemerkungen (z. B. Themen wiederholen)
1	Selbsteinschätzung 1. Tag		
2	Selbsteinschätzung 2. Tag		
3–45	Fragen zum Inhalt der Lerntage 2–5		
	Physik – Grundbegriffe des Messens und der quantitativen Beschreibung		
	Medizinische Psychologie/Soziologie – Testtheorie und Statistik		
	Medizinische Psychologie/Soziologie – Diagnostische Verfahren		
	Histologie – Herz-Kreislauf-System und Blut		
	Physiologie – Herz		
	Physiologie – Kreislauf		
	Anatomie – Brusteingeweide und Mediastinum		
	Histologie – Respirationssystem		
	Physik – Mechanik		

Kreuzen zum Lernplan Physikum – 50 Tage – *examen online* – ca. 50 Fragen pro Tag *(Forts.)*

Wichtiger Hinweis: Du benötigst zum Lernen und Kreuzen für die Hefte unterschiedlich viele Tage, lass dich nicht irritieren! Die Lerntage wurden ergänzt, um die lange Tabelle etwas übersichtlicher zu halten, aber sie entsprechen **nicht** den Kreuztagen! Achte darauf, jeden Tag die entsprechende Anzahl Fragen zu bearbeiten und halte die Reihenfolge laut Tabelle ein!

Lerntag	Inhalte	Fertig	Bemerkungen (z. B. Themen wiederholen)
3–45 *(Forts.)*	Physiologie – Atmung		
	Biochemie – Blut		
	Fragen zum Inhalt der Lerntage 6–10		
	Physiologie – Blut und Immunsystem		
	Histologie – Lymphatisches Gewebe und Immunsystem		
	Biochemie – Immunsystem		
	Biochemie – Kohlenhydrate (ohne Stoffwechsel)		
	Biochemie – Aminosäuren, Peptide, Proteine (ohne Stoffwechsel)		
	Biochemie – Lipide (ohne Stoffwechsel)		
	Biochemie – Molekularbiologie/Nukleotide, Nukleinsäuren		
	Biochemie – Vitamine, Koenzyme und Spurenelemente		
	Histologie – Verdauungsapparat		
	Anatomie – Bauch- und Beckeneingeweide (ohne Harn- und Geschlechtsorgane)		

Kreuzen zum Lernplan Physikum – 50 Tage – *examen online* – ca. 50 Fragen pro Tag *(Forts.)*

Wichtiger Hinweis: Du benötigst zum Lernen und Kreuzen für die Hefte unterschiedlich viele Tage, lass dich nicht irritieren! Die Lerntage wurden ergänzt, um die lange Tabelle etwas übersichtlicher zu halten, aber sie entsprechen **nicht** den Kreuztagen! Achte darauf, jeden Tag die entsprechende Anzahl Fragen zu bearbeiten und halte die Reihenfolge laut Tabelle ein!

Lerntag	Inhalte	Fertig	Bemerkungen (z. B. Themen wiederholen)
3–45 *(Forts.)*	Fragen zum Inhalt der Lerntage 11–15		
	Physiologie – Energie- und Wärmehaushalt		
	Physiologie – Ernährung und Verdauung.		
	Biochemie – Ernährung und Verdauung		
	Biochemie – Kohlenhydrate/Stoffwechsel		
	Biochemie – Aminosäuren, Peptide, Proteine/Stoffwechsel		
	Biochemie – Endoxidation		
	Biochemie – Lipide/Stoffwechsel		
	Biochemie – Stoffwechsel der Organe - Leber		
	Biochemie – Stoffwechsel der Organe - Fettgewebe		
	Fragen zum Inhalt der Lerntage 16–20		
	Histologie – Zytologie		
	Biochemie – Zellbiologie		

Kreuzen zum Lernplan Physikum – 50 Tage – *examen online* – ca. 50 Fragen pro Tag *(Forts.)*

Wichtiger Hinweis: Du benötigst zum Lernen und Kreuzen für die Hefte unterschiedlich viele Tage, lass dich nicht irritieren! Die Lerntage wurden ergänzt, um die lange Tabelle etwas übersichtlicher zu halten, aber sie entsprechen **nicht** den Kreuztagen! Achte darauf, jeden Tag die entsprechende Anzahl Fragen zu bearbeiten und halte die Reihenfolge laut Tabelle ein!

Lerntag	Inhalte	Fertig	Bemerkungen (z. B. Themen wiederholen)
3–45 *(Forts.)*	Physiologie – Allgemeine und Zellphysiologie, Zellerregung		
	Biologie – Allgemeine Zellbiologie		
	Histologie – Histologische Techniken		
	Biochemie – Viren		
	Biologie – Mikrobiologie		
	Histologie – Harnorgane		
	Anatomie – Bauch- und Beckeneingeweide/Harnorgane		
	Physiologie – Wasser- und Elektrolythaushalt, Nierenfunktion		
	Biochemie – Stoffwechsel der Organe - Niere und Elektrolythaushalt		
	Biochemie – Hormone und Zytokine		
	Physiologie – Hormone		
	Histologie – Endokrine Organe		

Kreuzen zum Lernplan Physikum – 50 Tage – *examen online* – ca. 50 Fragen pro Tag *(Forts.)*

Wichtiger Hinweis: Du benötigst zum Lernen und Kreuzen für die Hefte unterschiedlich viele Tage, lass dich nicht irritieren! Die Lerntage wurden ergänzt, um die lange Tabelle etwas übersichtlicher zu halten, aber sie entsprechen **nicht** den Kreuztagen! Achte darauf, jeden Tag die entsprechende Anzahl Fragen zu bearbeiten und halte die Reihenfolge laut Tabelle ein!

Lerntag	Inhalte	Fertig	Bemerkungen (z. B. Themen wiederholen)
3–45 *(Forts.)*	Fragen zum Inhalt der Lerntage 21–25		
	Histologie – Geschlechtsorgane		
	Anatomie – Bauch- und Beckeneingeweide/Geschlechtsorgane		
	Physiologie – Sexualentwicklung und Reproduktionsphysiologie		
	Biochemie – Bioenergetik und Enzyme		
	Biochemie – Molekularbiologie/ohne Nukleotide, Nukleinsäuren		
	Biochemie – Molekularbiologische Methoden		
	Fragen zum Inhalt der Lerntage 26–30		
	Biologie – Genetik		
	Embryologie (gesamt) –		
	Anatomie – Allgemeine Anatomie		
	Biochemie – Stoffwechsel der Organe - Bindegewebe		
	Physiologie – Muskulatur		

Kreuzen zum Lernplan Physikum – 50 Tage – *examen online* – ca. 50 Fragen pro Tag *(Forts.)*

Wichtiger Hinweis: Du benötigst zum Lernen und Kreuzen für die Hefte unterschiedlich viele Tage, lass dich nicht irritieren! Die Lerntage wurden ergänzt, um die lange Tabelle etwas übersichtlicher zu halten, aber sie entsprechen **nicht** den Kreuztagen! Achte darauf, jeden Tag die entsprechende Anzahl Fragen zu bearbeiten und halte die Reihenfolge laut Tabelle ein!

Lerntag	Inhalte	Fertig	Bemerkungen (z. B. Themen wiederholen)
3–45 *(Forts.)*	Biochemie – Stoffwechsel der Organe - Muskelgewebe		
	Histologie – Gewebe		
	Anatomie – Obere Extremität		
	Anatomie – Untere Extremität		
	Anatomie – Leibeswand		
	Physiologie – Motorik		
	Physiologie – Arbeits- und Leistungsphysiologie		
	Fragen zum Inhalt der Lerntage 31–35		
	Anatomie – Kopf und Hals		
	Histologie – Nervensystem und Sinnesorgane		
	Physiologie – Allgemeine Neurophysiologie		
	Biochemie – Stoffwechsel der Organe - ZNS		
	Physiologie – Vegetatives Nervensystem (VNS)		

Kreuzen zum Lernplan Physikum – 50 Tage – *examen online* – ca. 50 Fragen pro Tag *(Forts.)*

Wichtiger Hinweis: Du benötigst zum Lernen und Kreuzen für die Hefte unterschiedlich viele Tage, lass dich nicht irritieren! Die Lerntage wurden ergänzt, um die lange Tabelle etwas übersichtlicher zu halten, aber sie entsprechen **nicht** den Kreuztagen! Achte darauf, jeden Tag die entsprechende Anzahl Fragen zu bearbeiten und halte die Reihenfolge laut Tabelle ein!

Lerntag	Inhalte	Fertig	Bemerkungen (z. B. Themen wiederholen)
3–45 *(Forts.)*	Fragen zum Inhalt der Lerntage 36–40		
	Anatomie – Zentralnervensystem		
	Physiologie – Integrative Leistungen des zentralen Nervensystems		
	Medizinische Psychologie/Soziologie – Psychobiologie		
	Medizinische Psychologie/Soziologie – Sozialpsychologie		
	Medizinische Psychologie/Soziologie – Entwicklung und Sozialisation im Lebensverlauf		
	Medizinische Psychologie/Soziologie – Lerntheorie und kognitive Psychologie		
	Medizinische Psychologie/Soziologie – Wichtige Themengebiete in der Psychologie		
	Medizinische Psychologie/Soziologie – Ärztliche Beratung, Psychotherapie und Soziotherapie		
	Medizinische Psychologie/Soziologie – Grundlagen der Psychopathologie		
	Physik – Schwingungen und Wellen		
	Anatomie – Hör- und Gleichgewichtsorgan		
	Physiologie – Auditorisches System, Gleichgewichtssinn, Stimme und Sprache		

Kreuzen zum Lernplan Physikum – 50 Tage – *examen online* – ca. 50 Fragen pro Tag *(Forts.)*

Wichtiger Hinweis: Du benötigst zum Lernen und Kreuzen für die Hefte unterschiedlich viele Tage, lass dich nicht irritieren! Die Lerntage wurden ergänzt, um die lange Tabelle etwas übersichtlicher zu halten, aber sie entsprechen **nicht** den Kreuztagen! Achte darauf, jeden Tag die entsprechende Anzahl Fragen zu bearbeiten und halte die Reihenfolge laut Tabelle ein!

Lerntag	Inhalte	Fertig	Bemerkungen (z. B. Themen wiederholen)
3–45 *(Forts.)*	Anatomie – Haut- und Hautanhangsgebilde		
	Histologie – Haut		
	Physiologie – Somatoviszerale Sensibilität		
	Physik – Optik		
	Anatomie – Sehorgan		
	Physiologie – Visuelles System		
	Physiologie – Geruchs- und Geschmackssinn		
	Fragen zum Inhalt der Lerntage 41–45		
	Medizinische Psychologie/Soziologie – Grundlagen der Soziologie		
	Medizinische Psychologie/Soziologie – Grundlagen der Epidemiologie und Demografie		
	Medizinische Psychologie/Soziologie – Definition und Klassifikation von Gesundheit und Krankheit		
	Medizinische Psychologie/Soziologie – Psychodynamische Modelle zu Gesundheit und Krankheit		
	Medizinische Psychologie/Soziologie – Kommunikation und Arzt-Patient-Beziehung		

Kreuzen zum Lernplan Physikum – 50 Tage – *examen online* – ca. 50 Fragen pro Tag *(Forts.)*

Wichtiger Hinweis: Du benötigst zum Lernen und Kreuzen für die Hefte unterschiedlich viele Tage, lass dich nicht irritieren! Die Lerntage wurden ergänzt, um die lange Tabelle etwas übersichtlicher zu halten, aber sie entsprechen **nicht** den Kreuztagen! Achte darauf, jeden Tag die entsprechende Anzahl Fragen zu bearbeiten und halte die Reihenfolge laut Tabelle ein!

Lerntag	Inhalte	Fertig	Bemerkungen (z. B. Themen wiederholen)
3–45 *(Forts.)*	Medizinische Psychologie/Soziologie – Prävention und gesundheitsrelevantes Verhalten		
	Medizinische Psychologie/Soziologie – Grundlagenwissen zum Gesundheitssystem		
	Chemie – Aufbau und Eigenschaften der Materie		
	Physik – Wärme, Löslichkeit, Diffusion		
	Physik – Elektrizität, Magnetismus und Elektromagnetismus		
	Physik – Ionisierende Strahlung		
	Chemie – Elemente, Verbindungen und Stoffe		
	Chemie – Grundlagen der organischen Chemie		
	Chemie – Stoffklassen der organischen Chemie und ihre Reaktionen		
	Chemie – Chemie wichtiger Naturstoffklassen		
	Chemie – Chemische Reaktionen und chemisches Gleichgewicht		
	Unbearbeitete Fragen (alle 7 Examen, alle Fächer)		

Kreuzen zum Lernplan Physikum – 50 Tage – *examen online* – ca. 50 Fragen pro Tag *(Forts.)*

Wichtiger Hinweis: Du benötigst zum Lernen und Kreuzen für die Hefte unterschiedlich viele Tage, lass dich nicht irritieren! Die Lerntage wurden ergänzt, um die lange Tabelle etwas übersichtlicher zu halten, aber sie entsprechen **nicht** den Kreuztagen! Achte darauf, jeden Tag die entsprechende Anzahl Fragen zu bearbeiten und halte die Reihenfolge laut Tabelle ein!

Lerntag	Inhalte	Fertig	Bemerkungen (z. B. Themen wiederholen)
46	Generalprobe 1, Tag 1		
47	Generalprobe 1, Tag 2		
48	Generalprobe 2, Tag 1		
49	Generalprobe 2, Tag 2		
50	Falschfragen wiederholen		

Kreuzen zum 30-Tage-Lernplan *(AMBOSS)*

Kreuzen zum Lernplan Physikum Intensiv – 30 Tage – *AMBOSS* – ca. 100 Fragen pro Tag

Wichtiger Hinweis: Achte darauf, jeden Tag die entsprechende Anzahl Fragen zu bearbeiten und halte die Reihenfolge laut Tabelle ein!

Lerntag	Inhalte	Fertig	Bemerkungen (z. B. Themen wiederholen)
1	Selbsteinschätzung 1. Tag		
2	Selbsteinschätzung 2. Tag		
3–25	Soziologie		
	Physik		
	Chemie		
	Biologie		
	Mikrobiologie		
	Biochemie – Grundlagen der Biochemie		
	Biochemie – Biochemie genetischer Informationen		
	Anatomie – Grundlagen der Anatomie		
	Anatomie – Embryologie		
	Physiologie – Grundlagen der Physiologie		

Kreuzen zum Lernplan Physikum Intensiv – 30 Tage – *AMBOSS* – ca. 100 Fragen pro Tag *(Forts.)*

Wichtiger Hinweis: Achte darauf, jeden Tag die entsprechende Anzahl Fragen zu bearbeiten und halte die Reihenfolge laut Tabelle ein!

Lerntag	Inhalte	Fertig	Bemerkungen (z. B. Themen wiederholen)
3–25 *(Forts.)*	Biochemie/Signaltransduktion		
	Anatomie – Neuroanatomie		
	Physiologie – Neurophysiologie		
	Physiologie – Sinnesphysiologie		
	Anatomie – Makroskopische Anatomie		
	Anatomie – Histologie		
	Biochemie – Stoffwechselbiochemie		
	Physiologie/Stoffwechselphysiologie		
	Psychologie		
	Anatomie – Topographische Anatomie		
	Physiologie – Vegetative Physiologie		
	Biochemie – Spezielle Biochemie der Gewebe		

Kreuzen zum Lernplan Physikum Intensiv – 30 Tage – *AMBOSS* – ca. 100 Fragen pro Tag *(Forts.)*

Wichtiger Hinweis: Achte darauf, jeden Tag die entsprechende Anzahl Fragen zu bearbeiten und halte die Reihenfolge laut Tabelle ein!

Lerntag	Inhalte	Fertig	Bemerkungen (z. B. Themen wiederholen)
3–25 *(Forts.)*	Biochemie – Spezielle Biochemie der Organe		
	Biochemie – Spezielle Biochemie übergeordneter Systeme		
	Unbearbeitete Fragen (alle 7 Examen, alle Fächer)		
26	Generalprobe 1, Tag 1		
27	Generalprobe 1, Tag 2		
28	Generalprobe 2, Tag 1		
29	Generalprobe 2, Tag 2		
30	Falschfragen wiederholen		

Kreuzen zum 30-Tage-Lernplan *(examen online)*

Kreuzen zum Lernplan Physikum Intensiv – 30 Tage – *examen online* – ca. 100 Fragen pro Tag

Wichtiger Hinweis: Du benötigst zum Lernen und Kreuzen für die Hefte unterschiedlich viele Tage, lass dich nicht irritieren! Die Hefte wurden ergänzt, um die lange Tabelle etwas übersichtlicher zu halten, aber sie entsprechen **nicht** den Kreuztagen! Achte darauf, jeden Tag die entsprechende Anzahl Fragen zu bearbeiten und halte die Reihenfolge laut Tabelle ein!

Lerntag	Inhalte	Fertig	Bemerkungen (z. B. Themen wiederholen)
1	Selbsteinschätzung 1. Tag		
2	Selbsteinschätzung 2. Tag		
3–24	**Heft 01 Soziale Interaktion & Wissenschaftliches Arbeiten**		
	Medizinische Psychologie/Soziologie – Grundlagen der Soziologie		
	Medizinische Psychologie/Soziologie – Grundlagen der Epidemiologie und Demografie		
	Medizinische Psychologie/Soziologie – Definition und Klassifikation von Gesundheit und Krankheit		
	Medizinische Psychologie/Soziologie – Psychodynamische Modelle zu Gesundheit und Krankheit		
	Medizinische Psychologie/Soziologie – Kommunikation und Arzt-Patient-Beziehung		
	Medizinische Psychologie/Soziologie – Prävention und gesundheitsrelevantes Verhalten		
	Medizinische Psychologie/Soziologie – Grundlagenwissen zum Gesundheitssystem		
	Physik – Grundbegriffe des Messens und der quantitativen Beschreibung		
	Medizinische Psychologie/Soziologie – Testtheorie und Statistik		

Kreuzen zum Lernplan Physikum Intensiv – 30 Tage – *examen online* – ca. 100 Fragen pro Tag *(Forts.)*

Wichtiger Hinweis: Du benötigst zum Lernen und Kreuzen für die Hefte unterschiedlich viele Tage, lass dich nicht irritieren! Die Hefte wurden ergänzt, um die lange Tabelle etwas übersichtlicher zu halten, aber sie entsprechen **nicht** den Kreuztagen! Achte darauf, jeden Tag die entsprechende Anzahl Fragen zu bearbeiten und halte die Reihenfolge laut Tabelle ein!

Lerntag	Inhalte	Fertig	Bemerkungen (z. B. Themen wiederholen)
3–24 *(Forts.)*	Medizinische Psychologie/Soziologie – Diagnostische Verfahren		
	02 Atome und Naturgesetze		
	Chemie – Aufbau und Eigenschaften der Materie		
	Physik – Wärme, Löslichkeit, Diffusion		
	Physik – Elektrizität, Magnetismus und Elektromagnetismus		
	Physik – Ionisierende Strahlung		
	03 Moleküle und Stoffumwandlungen		
	Chemie – Elemente, Verbindungen und Stoffe		
	Chemie – Grundlagen der organischen Chemie		
	Chemie – Stoffklassen der organischen Chemie und ihre Reaktionen		
	Chemie – Chemie wichtiger Naturstoffklassen		
	Chemie – Chemische Reaktionen und chemisches Gleichgewicht		
	04 Biomoleküle		
	Biochemie – Kohlenhydrate (ohne Stoffwechsel)		

Kreuzen zum Lernplan Physikum Intensiv – 30 Tage – *examen online* – ca. 100 Fragen pro Tag *(Forts.)*

Wichtiger Hinweis: Du benötigst zum Lernen und Kreuzen für die Hefte unterschiedlich viele Tage, lass dich nicht irritieren! Die Hefte wurden ergänzt, um die lange Tabelle etwas übersichtlicher zu halten, aber sie entsprechen **nicht** den Kreuztagen! Achte darauf, jeden Tag die entsprechende Anzahl Fragen zu bearbeiten und halte die Reihenfolge laut Tabelle ein!

Lerntag	Inhalte	Fertig	Bemerkungen (z. B. Themen wiederholen)
3–24 *(Forts.)*	Biochemie – Aminosäuren, Peptide, Proteine (ohne Stoffwechsel)		
	Biochemie – Lipide (ohne Stoffwechsel)		
	Biochemie – Vitamine, Koenzyme und Spurenelemente		
	05 Zellbiologie, Allgemeine Histologie & Mikrobiologie		
	Biochemie – Zellbiologie		
	Physiologie – Allgemeine und Zellphysiologie, Zellerregung		
	Biologie – Allgemeine Zellbiologie		
	Histologie – Histologische Techniken		
	Histologie – Zytologie		
	Biochemie – Viren		
	Biologie – Mikrobiologie		
	06 Molekularbiologie, Meiose & Embryologie		
	Biochemie – Bioenergetik und Enzyme		

Kreuzen zum Lernplan Physikum Intensiv – 30 Tage – *examen online* – ca. 100 Fragen pro Tag *(Forts.)*

Wichtiger Hinweis: Du benötigst zum Lernen und Kreuzen für die Hefte unterschiedlich viele Tage, lass dich nicht irritieren! Die Hefte wurden ergänzt, um die lange Tabelle etwas übersichtlicher zu halten, aber sie entsprechen **nicht** den Kreuztagen! Achte darauf, jeden Tag die entsprechende Anzahl Fragen zu bearbeiten und halte die Reihenfolge laut Tabelle ein!

Lerntag	Inhalte	Fertig	Bemerkungen (z. B. Themen wiederholen)
3–24 *(Forts.)*	Biochemie – Molekularbiologische Methoden		
	Biologie – Genetik		
	Biochemie – Molekularbiologie/ohne Nukleotide, Nukleinsäuren		
	Embryologie (gesamt) –		
	07 Bewegungsapparat 1		
	Anatomie – Allgemeine Anatomie		
	Biochemie – Stoffwechsel der Organe - Bindegewebe		
	Anatomie – Obere Extremität		
	08 Bewegungsapparat 2		
	Anatomie – Untere Extremität		
	Anatomie – Leibeswand		
	09 Motorik und Bewegungsabläufe		
	Physiologie – Muskulatur		
	Biochemie – Stoffwechsel der Organe - Muskelgewebe		

Kreuzen zum Lernplan Physikum Intensiv – 30 Tage – *examen online* – ca. 100 Fragen pro Tag *(Forts.)*

Wichtiger Hinweis: Du benötigst zum Lernen und Kreuzen für die Hefte unterschiedlich viele Tage, lass dich nicht irritieren! Die Hefte wurden ergänzt, um die lange Tabelle etwas übersichtlicher zu halten, aber sie entsprechen **nicht** den Kreuztagen! Achte darauf, jeden Tag die entsprechende Anzahl Fragen zu bearbeiten und halte die Reihenfolge laut Tabelle ein!

Lerntag	Inhalte	Fertig	Bemerkungen (z. B. Themen wiederholen)
3–24 *(Forts.)*	Histologie – Gewebe		
	Physiologie – Motorik		
	Physiologie – Arbeits- und Leistungsphysiologie		
	10 Kopf und Hals		
	Anatomie – Kopf und Hals		
	11 Nervensystem		
	Physiologie – Allgemeine Neurophysiologie		
	Biochemie – Stoffwechsel der Organe - ZNS		
	Physiologie – Vegetatives Nervensystem (VNS)		
	12 Zentralnervensystem		
	Anatomie – Zentralnervensystem		
	13 Bewusstsein, Corticale Interaktion & Therapiemethoden		
	Physiologie – Integrative Leistungen des zentralen Nervensystems		
	Medizinische Psychologie/Soziologie – Psychobiologie		
	Medizinische Psychologie/Soziologie – Sozialpsychologie		

Kreuzen zum Lernplan Physikum Intensiv – 30 Tage – *examen online* – ca. 100 Fragen pro Tag *(Forts.)*

Wichtiger Hinweis: Du benötigst zum Lernen und Kreuzen für die Hefte unterschiedlich viele Tage, lass dich nicht irritieren! Die Hefte wurden ergänzt, um die lange Tabelle etwas übersichtlicher zu halten, aber sie entsprechen **nicht** den Kreuztagen! Achte darauf, jeden Tag die entsprechende Anzahl Fragen zu bearbeiten und halte die Reihenfolge laut Tabelle ein!

Lerntag	Inhalte	Fertig	Bemerkungen (z. B. Themen wiederholen)
3–24 *(Forts.)*	Medizinische Psychologie/Soziologie – Entwicklung und Sozialisation im Lebensverlauf		
	Medizinische Psychologie/Soziologie – Lerntheorie und kognitive Psychologie		
	Medizinische Psychologie/Soziologie – Wichtige Themengebiete in der Psychologie		
	Medizinische Psychologie/Soziologie – Ärztliche Beratung, Psychotherapie und Soziotherapie		
	Medizinische Psychologie/Soziologie – Grundlagen der Psychopathologie		
	14 Sinnesorgane 1		
	Physik – Schwingungen und Wellen		
	Anatomie – Hör- und Gleichgewichtsorgan		
	Histologie – Nervensystem und Sinnesorgane		
	Physiologie – Auditorisches System, Gleichgewichtssinn, Stimme und Sprache		
	Anatomie – Haut- und Hautanhangsgebilde		
	Histologie – Haut		
	Physiologie – Somatoviszerale Sensibilität		

Kreuzen zum Lernplan Physikum Intensiv – 30 Tage – *examen online* – ca. 100 Fragen pro Tag *(Forts.)*

Wichtiger Hinweis: Du benötigst zum Lernen und Kreuzen für die Hefte unterschiedlich viele Tage, lass dich nicht irritieren! Die Hefte wurden ergänzt, um die lange Tabelle etwas übersichtlicher zu halten, aber sie entsprechen **nicht** den Kreuztagen! Achte darauf, jeden Tag die entsprechende Anzahl Fragen zu bearbeiten und halte die Reihenfolge laut Tabelle ein!

Lerntag	Inhalte	Fertig	Bemerkungen (z. B. Themen wiederholen)
3–24 *(Forts.)*	**15 Sinnesorgane 2**		
	Physik – Optik		
	Anatomie – Sehorgan		
	Physiologie – Visuelles System		
	Physiologie – Geruchs- und Geschmackssinn		
	16 Lunge und Atmung		
	Histologie – Respirationssystem		
	Physik – Mechanik		
	Physiologie – Atmung		
	17 Herz-Kreislauf-System		
	Histologie – Herz-Kreislauf-System und Blut		
	Anatomie – Brusteingeweide und Mediastinum		
	Physiologie – Herz		
	Physiologie – Kreislauf		

Kreuzen zum Lernplan Physikum Intensiv – 30 Tage – *examen online* – ca. 100 Fragen pro Tag *(Forts.)*

Wichtiger Hinweis: Du benötigst zum Lernen und Kreuzen für die Hefte unterschiedlich viele Tage, lass dich nicht irritieren! Die Hefte wurden ergänzt, um die lange Tabelle etwas übersichtlicher zu halten, aber sie entsprechen **nicht** den Kreuztagen! Achte darauf, jeden Tag die entsprechende Anzahl Fragen zu bearbeiten und halte die Reihenfolge laut Tabelle ein!

Lerntag	Inhalte	Fertig	Bemerkungen (z. B. Themen wiederholen)
3–24 *(Forts.)*	**18 Blut und Immunsystem**		
	Biochemie – Blut		
	Physiologie – Blut und Immunsystem		
	Histologie – Lymphatisches Gewebe und Immunsystem		
	Biochemie – Immunsystem		
	19 Gastrointestinaltrakt		
	Histologie – Verdauungsapparat		
	Anatomie – Bauch- und Beckeneingeweide (ohne Harn- und Geschlechtsorgane)		
	20 Verdauung und Abbau von Nährstoffen		
	Physiologie – Energie- und Wärmehaushalt		
	Physiologie – Ernährung und Verdauung.		
	Biochemie – Ernährung und Verdauung		
	Biochemie – Aminosäuren, Peptide, Proteine/Stoffwechsel		
	21 Energiestoffwechsel & Anabole Stoffwechselwege		
	Biochemie – Endoxidation		

Kreuzen zum Lernplan Physikum Intensiv – 30 Tage – *examen online* – ca. 100 Fragen pro Tag *(Forts.)*

Wichtiger Hinweis: Du benötigst zum Lernen und Kreuzen für die Hefte unterschiedlich viele Tage, lass dich nicht irritieren! Die Hefte wurden ergänzt, um die lange Tabelle etwas übersichtlicher zu halten, aber sie entsprechen **nicht** den Kreuztagen! Achte darauf, jeden Tag die entsprechende Anzahl Fragen zu bearbeiten und halte die Reihenfolge laut Tabelle ein!

Lerntag	Inhalte	Fertig	Bemerkungen (z. B. Themen wiederholen)
3–24 *(Forts.)*	Biochemie – Kohlenhydrate/Stoffwechsel		
	Biochemie – Lipide/Stoffwechsel		
	Biochemie – Molekularbiologie/Nukleotide, Nukleinsäuren		
	Biochemie – Stoffwechsel der Organe - Leber		
	Biochemie – Stoffwechsel der Organe - Fettgewebe		
	22 Harnorgane und Elektrolythaushalt		
	Histologie – Harnorgane		
	Anatomie – Bauch- und Beckeneingeweide/Harnorgane		
	Physiologie – Wasser- und Elektrolythaushalt, Nierenfunktion		
	Biochemie – Stoffwechsel der Organe - Niere und Elektrolythaushalt		
	23 Endokrines System		
	Biochemie – Hormone und Zytokine		
	Physiologie – Hormone		

Kreuzen zum Lernplan Physikum Intensiv – 30 Tage – *examen online* – ca. 100 Fragen pro Tag *(Forts.)*

Wichtiger Hinweis: Du benötigst zum Lernen und Kreuzen für die Hefte unterschiedlich viele Tage, lass dich nicht irritieren! Die Hefte wurden ergänzt, um die lange Tabelle etwas übersichtlicher zu halten, aber sie entsprechen **nicht** den Kreuztagen! Achte darauf, jeden Tag die entsprechende Anzahl Fragen zu bearbeiten und halte die Reihenfolge laut Tabelle ein!

Lerntag	Inhalte	Fertig	Bemerkungen (z. B. Themen wiederholen)
3–24 *(Forts.)*	Histologie – Endokrine Organe		
	24 Geschlechtsorgane und Reproduktion		
	Histologie – Geschlechtsorgane		
	Anatomie – Bauch- und Beckeneingeweide/Geschlechtsorgane		
	Physiologie – Sexualentwicklung und Reproduktionsphysiologie		
	Unbearbeitete Fragen (alle 7 Examen, alle Fächer)		
26	Generalprobe 1, Tag 1		
27	Generalprobe 1, Tag 2		
28	Generalprobe 2, Tag 1		
29	Generalprobe 2, Tag 2		
30	Falschfragen wiederholen		

Übersicht nach Fächern

Du vermisst die Fächer? Bitte sehr, hier siehst du die Kapitel der Vorklinik-Finale-Reihe nach Fächern sortiert!
Viele Kapitel kombinieren Inhalte mehrerer Fächer und werden deshalb mehrfach genannt.
Die Übersicht nach Heften/Organen findest du am Anfang dieses Heftes.